U0270297

高压氧与系统疾病治疗

主编 杨春辉 余 群

Hyperbaric Oxygen Therapy

in the Management of Systemic Diseases

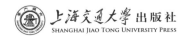

上海交通大学出版社
SHANGHAI JIAO TONG UNIVERSITY PRESS

内容提要

高压氧医学是一门新兴的医学学科，在许多疾病的治疗中发挥了非常重要的作用。目前，高压氧治疗的学科建设无论在理论基础研究上还是临床应用范围、疗效上都得到了国内医学界的认可，而且在国际上也有一定的学术地位。

本书介绍了医用高压氧技术的发展历程、原理，阐述了高压氧在人体各个系统中的预防、治疗及康复作用；结合疾病症状及不良反应，解析高压氧技术的作用；根据高压氧近年来的科学研究结果，对高压氧技术未来在老年慢病康复领域作出展望分析。

本书可供医务工作者学习参考。

图书在版编目（CIP）数据

高压氧与系统疾病治疗 / 杨春辉，余群主编 . —上海：上海交通大学出版社，2023.7（2023.9重印）
ISBN 978-7-313-28977-3

Ⅰ.①高… Ⅱ.①杨… ②余… Ⅲ.①高压氧疗法 Ⅳ.①R459.6

中国版本图书馆CIP数据核字（2023）第116676号

高压氧与系统疾病治疗
GAOYAYANG YU XITONG JIBING ZHILIAO

主　　编：杨春辉　余　群
出版发行：上海交通大学出版社　　　地　址：上海市番禺路951号
邮政编码：200030　　　　　　　　　电　话：021-64071208
印　　制：上海新艺印刷有限公司　　　经　销：全国新华书店
开　　本：880mm×1230mm　1/32　　印　张：3.75
字　　数：81千字
版　　次：2023年7月第1版　　　　　印　次：2023年9月第2次印刷
书　　号：ISBN 978-7-313-28977-3
定　　价：48.00元

版权所有　侵权必究
告读者：如发现本书有印装质量问题请与印刷厂质量科联系
联系电话：021-33854186

编委会

主　编：杨春辉（复旦大学附属上海市第五人民医院）
　　　　余　群（上海市健康促进中心）
主　审：邵贵强（上海中医药大学附属龙华医院吴泾分院）
副主编：李英华（复旦大学附属上海市第五人民医院）
　　　　吴丹红（复旦大学附属上海市第五人民医院）
　　　　张　蕾（复旦大学附属肿瘤医院闵行分院）
编　委：丁旻珺（复旦大学附属上海市第五人民医院）
　　　　王　凯（复旦大学附属上海市第五人民医院）
　　　　孙宝航行（复旦大学附属上海市第五人民医院）
　　　　吴跃跃（复旦大学附属上海市第五人民医院）
　　　　尹　雪（复旦大学附属上海市第五人民医院）
　　　　王　洋（复旦大学附属上海市第五人民医院）
　　　　刘　波（复旦大学附属上海市第五人民医院）
　　　　钱　光（复旦大学附属上海市第五人民医院）
　　　　陈　俊（上海交通大学医学院附属精神卫生
　　　　　　　　中心）
　　　　陈清蓉（复旦大学附属上海市第五人民医院）
　　　　罗　盈（复旦大学附属上海市第五人民医院）
　　　　赵春花（复旦大学附属上海市第五人民医院）
　　　　汪玲玲（复旦大学附属上海市第五人民医院）

序

　　高压氧医学始于航海医学，忠于急症医学，久于老年慢病。《高压氧与系统疾病治疗》一书让我对高压氧医学的发展充满了期待，就像年轻小伙遇到了心仪的漂亮姑娘一样，对高压氧医学的未来临床应用有种特别的期待。

　　老年慢病包括高血压、心血管疾病、脑血管疾病、糖尿病、骨质疏松、慢性阻塞性肺疾病、慢性肾病等，我国 75% 的老年人至少患有一种慢病。它起病隐匿，病程长且迁延不愈。随着发病率增加，慢病已经成为老年人群致残、致死的首要原因。由于慢病需要长期治疗、护理和进行特殊康复训练，对老年人生活质量有较大的影响。同时慢病治疗会增加患者的经济负担和医疗资源紧缺的公共卫生负担，因此，做好慢病的早预防、早发现、早干预，是健康老龄化工作的重要一环。

　　高压氧对呼吸系统、循环系统、神经系统、内分泌系统、消化系统及皮肤系统的作用，启发了其在病毒性肺炎后遗症康复及老年慢病中的临床应用，并且其在各类疾病治疗中有了一定的探索案例累积。目前，已成为一种新的低成本、高收效、易于被广泛接受的物理干预技术手段。

　　本书主编之一杨春辉副主任医师是高压氧医学科学普及的引领者，现兼任中华医学会高压氧医学分会委员、上海市医学会高压氧医学专科分会副主任委员、上海市医用高压氧临床质量控制中心委员。因为高压氧医学的临床探索工作，我与他相识于高压氧学会。他幽默的谈吐、对高压氧医学事业的热爱以及对高压氧医学前沿领域的真知灼见，尤其在高压氧与肺损伤领域有独到的观点，给我留下了深刻的印象。他在进行高压氧临床探索的同时，搜集了大量高压氧与老年慢病相关的文献资料，编写了本书。本书对高压氧作用特点、高压氧进舱知识、高压氧临床治疗案例等进行了介绍，内容新颖，适用性强，是一部值得推广的高压氧临床应用参考书。

特作此序，与诸君共享！

邵贵强

（上海中医药大学附属龙华医院吴泾分院）

前　言

　　高压氧医学是一门新兴的医学学科，主要探索机体在高气压特殊环境下吸入纯氧时，组织器官所产生的各种生理功能及病理变化。目前，随着对高压氧治疗机制、高压氧治疗适应证和治疗最佳方案、高压氧设备装置工程技术及安全管理的不断探索和研究，高压氧在许多疾病的治疗中发挥了非常重要的作用，包括厌氧菌感染、一氧化碳中毒、减压病、气栓症、急性缺血性脑病、脑外伤、慢性难愈性溃疡、突发性耳聋、面瘫、皮肤过敏、内分泌疾病等。特别是近年来关于病毒性肺炎后遗症的各种康复作用有了相当多的循证案例。

　　本书解开了高压氧治疗的神秘面纱，将高压氧进舱知识、高压氧与老年慢病、高压氧与全身各个系统的相关内容收进本书中，将高压氧在临床医学中的应用做了全方位的介绍。

　　本书由多学科专家学者共同编写，可供社区全科医生、康复科医生以及各内外科专业的医生参考使用。本书汇集了各学科专家的心血，但编者们水平所限，难免有缺憾之处，望各位读者多提宝贵意见，今后再版时予以修订，使之更加完善。

编　者
2023 年 6 月

目　录

第一章　高压氧医学简介

Tip 1　高压氧的历史渊源

（1）最早应用于潜水医学。

（2）1662 年，英国医生 Henshaw 利用高压环境治疗呼吸疾病。

（3）荷兰人 Boerema 开启高压氧动物医学研究方向，推动了高压氧医学领域的快速发展。

Tip 2　高压环境下氧的利用程度发生改变

（1）血液中溶氧量提高，一个大气压下为 0.3ml/100ml，3 个大气压下为 6.4ml/100ml。

（2）组织储氧量从 13ml 增至 53ml。

（3）组织弥散距离从 $30\mu m$ 增加至 $100\mu m$。

Tip 3　高压氧的临床适应证

（1）气泡导致的疾病：减压病、气栓症。

（2）中毒：一氧化碳、氰化物、硫化氢、氯气、农药中毒。

（3）急性缺血：危兆皮瓣、挤压伤、断肢、骨筋膜间室综合征。

（4）感染性疾病：坏死软组织、气性坏疽、难治性骨髓炎、颅内脓肿。

（5）放射性损伤：膀胱炎、直肠炎、骨坏死、软组织坏死。

（6）创面：糖尿病坏疽溃疡、坏疽性脓皮病、压疮、烧伤。

（7）心脑血管疾病：脑卒中、心肌梗死、认知障碍、睡眠障碍等。

（8）其他：突发性耳聋、视网膜疾病、眼底血管病、脑外伤、牙周病、面瘫等。

第一节　高压氧医学的由来

高压氧医学最早来源于潜水医学，人类接触高气压是从潜水开始的，早在公元前 400 年，就有潜水员打捞海底的沉船货物，下潜 30~40 米，每次 3~4 分钟。公元前 332 年，亚历山大大帝在战役中曾使用过一种简单的潜水装置，用陶壶状头盔接一根管子用以通空气。那个时期也报道了由于潜水导致鼓膜破裂的减压病。公元 1637 年，我国的《天工开物》一书中就记载了减压病的治疗。同一时期，1662 年英国医生 Henshaw 首先修造了一座密闭的圆顶舱房，用风琴式风箱作为鼓风机，向舱内充气加压，造成高气压环境，用于治疗呼吸道疾病，帮助消化系统疾病患者更好地恢复健康。随着高压氧治疗技术的发展，1928 年，美国建造了世界上最大的球型高压氧舱，有 72 个房间，包括治疗舱、手术室、卫生间、餐厅、会客厅和游艺室。但那个时期由于没有重视安全问题，各地出现众多严重事故，高压氧治疗一度停滞不前。直到 20 世纪中叶，荷兰的 Boerema 教授以"无血的生命"（life without blood）动物实验开启了高压氧治疗新的里程碑，高压氧经过 20 年的低迷，渐渐转入理性发展。高压氧动物医学的开创，促进了高压氧医学的快速发展，从原来只应用于航海医学到现在在呼吸系统、外科创伤、内分泌系统、神经系统、中毒等多个领域均有应用。

第二节　高压环境下的氧发生了哪些变化

人体氧的输送是由血红蛋白来完成的，人体约有 250 亿个红细胞，每个红细胞含血红蛋白分子约 2.8 亿个，每个血红蛋白能和 4 个氧原子 (2 分子氧) 结合。氧气经肺吸入后，通过肺泡弥散到血液中，与血红蛋白结合，每克血红蛋白可携氧 1.34 ml。成人所有红细胞中约有 600g 血红蛋白，可携氧 800ml。当身体发生异常时，会影响血红蛋白对氧气的运输和组织对氧气的需求。若需改善机体血液或者组织的缺血性相关疾病，高压氧不失为一种好方法。

当血红蛋白不能更好地运输氧气时，可在高压氧舱吸纯氧，从 1 个绝对大气压（atmosphere absolute, ATA）提升到 3 个绝对大气压（ATA）时，血液中的溶解氧从 0.3ml/100ml 增至 6.4ml/100ml；组织氧储量从 13ml 增至 53ml，组织氧弥散距离从 30μm 增至 100μm。经研究证实，通常组织从 100ml 血液中摄氧量平均约为 6ml。把人体的血管比作江河湖海，互相交错贯通，血红蛋白比作轮船运载氧气，正常情况下氧气被运输到各个码头卸货，然后送到人体组织的各个细胞。当人体的血管出现堵塞，组织水肿造成流通不畅，就如江河出现淤积，轮船不能通行，这样氧气就无法输送。而高压氧就能解决这个问题，随着压力的增加，溶解在血液中的氧也增加了，同时由于氧分压的增加，氧的弥散距离也增加了 3 倍以上。在不需要运输工具的情况下，能为更远的缺氧组织供氧，而且浓度更高。且高压氧还具备血管舒张调节功能，促进侧支循环建立，增强缺血区血流量，改善局部缺血、缺氧。研究证明，吸入 2 个气压纯氧可以使椎基底动脉供血血流量增加 18%，从而使脑干网状系统氧分压增加，促进觉醒及生命中枢功能活动。表 1-1 中列出了不同大气压环境下的血氧状态，不同大气压下血氧含量和溶氧量发生了较大的改变。

表 1-1　不同压力下血氧的指标

压力（ATA）	呼吸气体	动脉血				
		氧合血红蛋白氧饱和度（%）	结合氧量（ml）	血浆中溶解氧量（ml）	倍数	血氧含量（ml/100ml血浆）
1	空气	97	18.2	0.3	1	18.5
1	氧气	100	18.8	2.0	6	20.8
2	氧气	100	18.8	4.2	13	23.0

（续表）

压力（ATA）	呼吸气体	动脉血				
		氧合血红蛋白氧饱和度（%）	结合氧量（ml）	血浆中溶解氧量（ml）	倍数	血氧含量（ml/100ml 血浆）
2.5	氧气	100	18.8	5.3	17	24.1
3	氧气	100	18.8	6.4	20	25.2

第三节　高压氧的临床适应证

高压氧治疗是指在高于一个大气压的环境中，吸入纯氧或高浓度氧来治疗疾病的方法。中华医学会高压氧医学分会推荐的高压氧治疗适应证有 80 余种，如各种脑及神经损伤、突发性聋、耐药菌感染及伤口感染、一氧化碳中毒等，涉及内外妇儿、神经康复等领域。近年高压氧在抗衰老、改善老年认知方面的应用也越来越受到重视，在慢病管理中也有着广泛的应用前景。

2018 年中华医学会针对高压氧治疗的适应证进行了分类。

Ⅰ类适应证。①气泡导致疾病：减压病和气栓症；②中毒：急性一氧化碳 CO 中毒和氰化物中毒；③急性缺血：危兆皮瓣、骨筋膜间室综合征、挤压伤、断肢；④感染性疾病：坏死软组织、气性坏疽、难治性骨髓炎和颅内脓肿；⑤放射性损伤：骨坏死、软组织坏死、出血性膀胱炎、直肠炎；⑥创面：糖尿病坏疽溃疡、坏疽性脓皮病、压疮和烧伤；⑦其他：突发性耳聋、视网膜眼底血管疾病。

Ⅱ类适应证。①神经系统疾病：脑供血不足、脑卒中恢复期、认知功能障碍、各类神经炎；②心脏疾病：急性冠脉综合征、心肌梗死、心源性休克；③血管系统：慢性外周血管闭塞、无菌性股骨头坏死；④创面：直肠阴道瘘、外科创面、难治性溃疡、冻伤、蜘蛛伤；⑤中毒：硫化氢、氯气、农药中毒，中毒性脑病，各类化疗致肺损伤；⑥其他：高原适应不全、牙周病、睡眠障碍、抑郁、面瘫等。

第四节 高压氧的临床应用

1. 治疗煤气中毒

高压氧可以用于抢救煤气中毒患者。一氧化碳中毒特别易于在北方发生，主要发生于烧煤、烧炭等相对密闭环境中。发生率较高的事件包括屋里烧炭取暖导致全家集体晕倒。在密闭环境中围炉烧烤或者围炉火锅导致的全桌晕倒。以上事件大概率是一氧化碳中毒导致的。高压氧治疗一氧化碳中毒的主要机制是增加血液中氧的浓度，从而增加氧气和血红蛋白的结合，提高氧化血红蛋白的浓度，改善脑组织以及全身组织缺血、缺氧的状况。一氧化碳中毒时，一氧化碳与血液中血红蛋白的亲和力高，降低患者血红蛋白与氧气结合的能力。一般条件下低浓度吸氧无法在短时间内使氧与血红蛋白大量结合，因此很难在短时间内改善机体缺氧的情况，挽救患者生命。而采用高压氧治疗，可在短时间内大幅度提高血液中氧的浓度，最终改善组织器官缺氧情况，预后良好。通俗点说，就是人体吸入了大量"不好"的气体，对人体造成了很大的危害。通过高压氧治疗，可以把这部分"不好"的气体挤出去。这里特别提醒，高压氧治疗一氧化碳中毒提倡早期、足疗程。

早期指的是越早发现，越早治疗；足疗程指的是 20~30 次／日为一疗程。足疗程的高压氧治疗可以避免一氧化碳中毒后迟发性脑病的发生。一氧化碳中毒后迟发性脑病是指一氧化碳中毒患者经抢救从急性中毒症状中恢复，经过数天或数周表现正常或接近正常的"假愈期"后，再次出现以急性痴呆为主的一组神经精神症状；或者部分急性一氧化碳中毒患者在急性期意识障碍恢复正常后，经过一段时间的假愈期，突然出现以痴呆、精神和锥体外系症状为主的脑功能障碍。迟发性脑病一般发生在急性中毒后两个月内。高压氧治疗是一氧化碳中毒后迟发性脑病治疗中最关键的一个环节，具有增加血流量、改善脑部血液循环等功效，经过足够疗程的治疗，大多数患者可恢复到生活自理或更好的水平（图 1-1）。

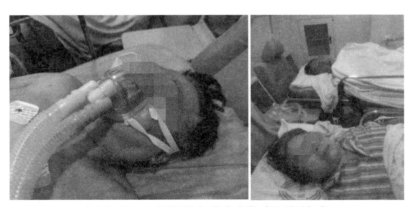

图 1-1　一氧化碳中毒患者的高压氧治疗

2. 治疗神经系统疾病

缺血性脑卒中又称脑梗死，是指脑部血液循环障碍所致的局限性脑组织缺血性坏死或软化引起的一系列临床症状。脑梗死患者主要表现为头晕、头痛、恶心、呕吐、运动障碍、偏瘫等，严重者还将出现大小便失禁、偏身感觉减退等症状，严重影响患者预后。目前，很多研究均证实了高压氧治疗脑梗死的安全性及有效性。多项研究证实，在患者发病 6 h 以内给予高压氧治疗可以取得良好的效果，且干预时间越早，治疗效果越好。并且，有研究显示，亚急性脑梗死患者反复多次行高压氧治疗也可促进脑梗死患者神经功能的恢复，证明了高压氧对治疗慢性卒中患者的安全性和潜力（图 1-2、图 1-3）。

高压氧治疗脑梗死的主要机制如下：增加血氧含量、氧分压及氧弥散距离、促进毛细血管生成和侧支循环的形成、降低颅内压、减轻脑水肿、抑制炎症反应、减少炎症因子的释放、抑制氧化应激反应。

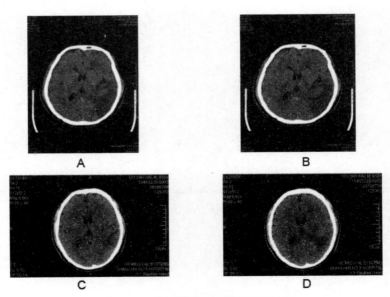

图 1-2 急性脑梗死患者头颅 CT

A、B. 急性脑梗死患者 24 小时头颅 CT；
C、D. 急性脑梗死患者行 2 次高压氧治疗第 4 天复查头颅 CT

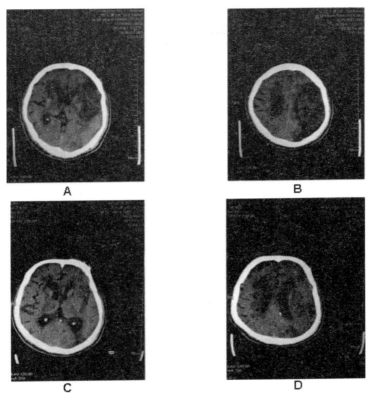

图 1-3　急性脑梗死患者头颅 CT

A、B. 急性脑梗死患者 48 小时头颅 CT；
C、D. 急性脑梗死患者行 4 次高压氧治疗第 7 天复查头颅 CT

3. 治疗创伤

目前，创伤在前高压氧治疗应用中较为普遍。

（1）高压氧治疗可迅速提高血氧分压，增加血氧含量、组织有氧代谢充分，改善了缺氧、缺血；加速成纤维细胞、胶原纤维生成，促进肉芽增生，加速上皮生长，有利于创伤愈合。

（2）高压氧治疗有改善创伤周围毛细血管通透性的作用，

减轻水肿、促进静脉回流。

（3）高压氧治疗能增强吞噬细胞的活力和吞噬能力，具有较强的抑菌、消炎作用，氧分压越高则抑菌作用越强。

（4）高压氧治疗使局部循环改善，为创伤的愈合创造良好的条件。

（5）高压氧治疗可增加创伤周围使溃疡愈合的氧张力，增加白细胞的杀伤能力，杀死厌氧菌并抑制其毒素的产生，有利于创伤愈合（图1-4）。

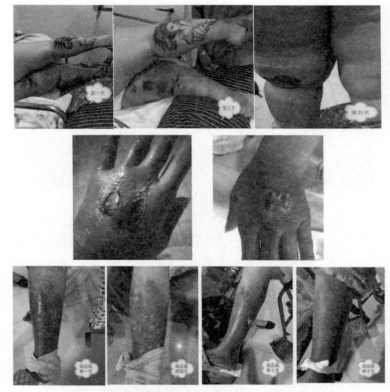

图1-4 高压氧促进创伤的消肿及伤口愈合

挤压伤10天，经高压氧治疗5天后伤口明显愈合

4. 改善心脏骤停预后

心肺复苏后，患者容易出现脑缺氧、脑水肿、低心排血量综合征、微循环衰竭征兆、呼吸功能不全、低氧血症及肺水肿等症状，这些症状如不及时纠正，会严重影响患者今后的生活质量。因此患者在心肺复苏后要尽快开始恢复治疗，而高压氧治疗在这方面有得天独厚的优势：

（1）高压氧能迅速提高氧分压，增加血氧含量，有效纠正组织缺氧的状态。

（2）高压氧能降低颅压，减少脑水肿。

（3）增加颈动脉血流量，可改善网状激活系统和脑干功能，有利于促进苏醒。

（4）促进脑血管修复，改善微循环，改善脑组织能量代谢。

（5）促进多种磷酸键形成，ATP 水平增加。

（6）促进神经组织修复，减少脑组织坏死区（图 1-5）。

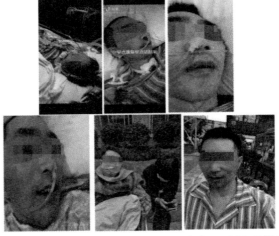

图 1-5　心脏骤停患者，心肺脑复苏后昏迷、反复耐药菌感染，接受高压氧治疗，历时 5 个月

5. 治疗其他疾病

高压氧在耳鸣、骨折、胃溃疡、睡眠障碍、糖尿病足等患者的治疗中都取得了理想的效果，对新冠病毒感染康复患者的长期后遗症也有着惊人的康复效果（图1-6）。

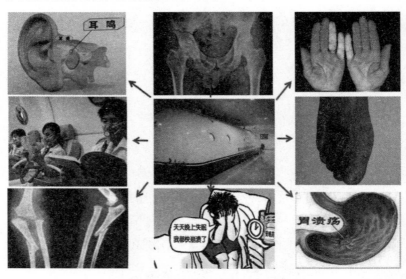

图1-6　高血氧治疗部分案例

近年来，病毒性肺炎日益受到关注。越来越多的证据表明，有相当大比例的病毒性肺炎患者存在呼吸、循环、神经、消化、皮肤等多器官、多系统的长期并发症与后遗症，一般持续12周以上。它的症状可能有：疲劳、肌肉疼痛、虚弱和低热；咳嗽、气促和胸痛；头痛、嗅觉味觉减退、认知迟钝；脱发，皮疹，如冻疮样病变、水疱和斑丘疹；心理健康问题，如情绪波动；血栓性疾病等。有些症状（如疲劳等）可能是持续的，而另一些则是间歇性的。尽管目前人们对病毒性肺炎临床表现的认识和对其治疗的方法开始增多，但对其并发症、后遗症的持续时间、临床表现和危险因素知之甚少。研究表明，高压氧治疗对改善病毒性肺炎的症状有着显著效果。复旦大学附属上海市第五人民医院的高压氧舱仅 2023 年 1 月到 3 月初就收治了 130 余人次，其中病毒性肺炎患者占据了较大的比例。根据患者的实际情况采取高压氧治疗方案，取得了不错的效果（图 1-7）。

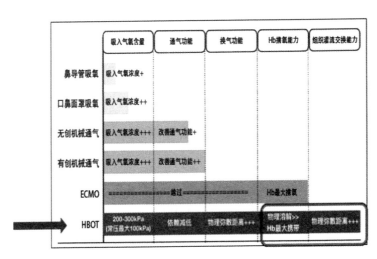

图 1-7 不同氧疗对氧从外界环境到组织器官过程的干预作用

注：Hb，血红蛋白；ECMO，体外膜肺氧合；HBOT，高压氧治疗

参考文献

[1] 陶恒沂，蒋功达，林峰. 高压氧的临床应用. [M]. 上海：第二

军医大学出版社，2015.

[2] 仲小玲，陶晓岚，唐艳超，等.高压氧纠治重症新型冠状病毒肺炎患者缺氧首例报告 [J] . 中华航海医学与高气压医学杂志，2020，27 (02)：132–135.

[3] 中国人民解放军总医院第六医学中心.中华医学会高压氧分会关于"高压氧治疗适应证与禁忌证"的共识(2018 版) [J] . 中华航海医学与高气压医学杂志，2019，26 (1)：1–5.

第二章　高压氧进舱基本常识

Tip 1　进仓前注意事项

（1）轻装上阵，提前排便，舱内时间为 90 min。

（2）不穿化纤等易产生静电的衣物进舱。

（3）严禁携带易燃、易爆物品，严禁携带钢笔、手表、提包及移动电话等物品。

（4）按照规定时间进舱，一旦错过时间，只能等下一班舱开放。

（5）进舱前需要进行吸氧面罩使用及高压氧环境适应性培训。

（6）可以带口香糖或水进入高压氧舱。

Tip 2　进舱后注意事项

（1）进舱后按照安排的位置就座。

（2）进行加压过程中的适应性调整，防止加压时耳膜压变化引起的疼痛。常见适应性动作包括吞咽、喝水、打哈欠或捏鼻闭口鼓气，直到感觉有气体从双耳冲出的感觉；也可以通过咀嚼口香糖的方式缓解适应。如果经过适应性调整仍然缓解不能耳痛，应立即报告操作人员。

（3）减压过程中严禁屏气及用力咳嗽。

Tip 3　高压氧舱常见不适症状

（1）加压操作时会感觉到热，减压过程中会感觉到冷。

（2）极个别患者可能出现氧中毒征兆，如心慌、胸闷等。

（3）气压伤多以耳痛为主。

Tip 4　高压氧疗禁忌证

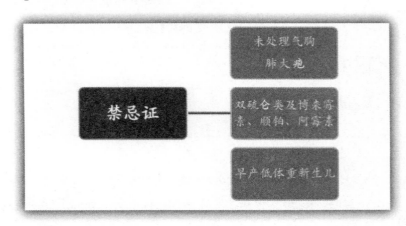

第一节　患者入舱注意事项

患者入舱注意事项如下：

（1）进舱前排空大、小便，更衣换鞋，不得穿着化纤衣物进舱。严禁带入火种及其他易燃、易爆物品。不得带入钢笔、手表、提包、移动电话等物品。

（2）要熟悉吸氧面罩及通信装置的使用方法。

（3）按规定时间进舱，无特殊情况不得更换进舱治疗时间。

（4）为确保治疗安全，请患者服从操作人员安排的座位，不得在舱内喧闹及走动，不得擅自搬动舱内设备。

（5）在加压过程中，不断做好耳压调节工作，如吞咽、喝水、打哈欠、捏鼻闭口鼓气（捏鼻闭口鼓气法：嘱患者吸气后，以手指捏紧两侧鼻孔、闭嘴、用力由鼻子呼气，如果感觉有气体从双耳冲出来的感觉即证明咽鼓管可开放）等，如耳痛不能减轻，应立即报告操作人员。

（6）在减压过程中，严禁屏气及用力咳嗽。

（7）在加压时，温度会升高，减压时，温度会降低，操作人员可开启空调，调节温度，并嘱患者注意保暖，避免着凉。

（8）治疗期间患者如有感冒、发热、月经量增多、耳痛、头痛、腹痛、腹泻等任何不适，应及时告知医生。

（9）凡生活不能自理的患者及14岁以下的儿童均应由家属陪护，陪舱家属须身体适宜方能进舱。

（10）嘱患者保持轻松愉悦的心情，告知患者，医生能看清舱内的情况，也可以通过对讲系统和医生进行交流，医生将指导高压氧治疗，紧急时可以按紧急呼叫按钮。

（11）保持舱内整洁，患者不得擅自摆弄舱内设备，确保安全治疗。

第二节　高压氧舱舱内常见不适症状的处理方法

一、气压伤

（1）确保咽鼓管可开放（捏鼻闭口鼓气法）。

（2）患者学会调压动作：吞口水、喝水、打哈欠和捏鼻闭口鼓气，在氧舱治疗过程中出现耳胀、耳痛时做这些调压动作，可使耳胀痛消失或明显减轻。

（3）如咽鼓管不能开放，可积极治疗引起咽鼓管闭塞的耳鼻喉科疾病，如遇紧急情况，可行鼓膜穿刺后再进行高压氧治疗。

（4）氧舱升高压力和降低压力时禁止屏气。

二、高血压 / 低血糖

（1）患者应按时服用降压药物，并使血压控制在 160/100 mmHg 以下。

（2）糖尿病患者应控制血糖稳定，进舱前应进食并使用降血糖药物。

（3）血糖偏低和血压过高的患者应暂停高压氧治疗。

（4）确认患者有无血压升高、血糖偏低和感冒等情况。

三、应对措施与处理方法

（1）患者出现不舒服时可以通过呼叫通知舱外医护人员并

寻求帮助，或触发呼叫按钮。

（2）如患者入舱后发现有禁止带入氧舱的物品，应立即呼叫医护人员，并采取有效措施：如通过递物桶传出舱外。

（3）如患者出现氧中毒的征兆，如手脚麻木、胸闷、心慌等，可停止吸氧并立即呼叫医护人员。

第三节　危重症患者舱内护理

（1）首次进舱治疗的患者需要医护人员陪同指导，患者家属协助陪护，治疗前让家属了解高压氧治疗的过程、相关知识及治疗注意事项，以消除思想顾虑；介绍氧舱内相关设施的作用及使用方法，让家属对治疗环境有所了解，教会其掌握好咽鼓管的调压方法，如咀嚼、吞咽和捏鼻鼓气等方法。危重症患者一般处于意识不清的状态，不能做捏鼻鼓气、主动吞咽等开启咽鼓管的动作，护士可移动下颌。

（2）进舱前，医护人员应确切地了解患者的病情，详细分析，了解患者的身体状态及治疗状况，既往或术后有癫痫史的患者有无阵挛性或强直性抽搐。根据病情备齐各类药品、抢救器材，做好各项准备工作，确保其处于备用状态。

（3）入舱前测量患者血压，了解患者移动或搬动时血压的波动情况。

（4）留置鼻饲管的患者，进舱前 1h 禁止鼻饲。夹紧各式引流管并关闭静脉留置导管的各个接口，以防空气进入。

（5）体位护理：患者肢体摆放自然，对于肌肉紧张者可轻柔按摩，将患肢置于功能位，避免发生肢体被动受力及腹部受压，以减少不良刺激对患者颅内压的影响。使用约束带时，可适当固定躁动患者的四肢，约束带松紧适宜，防止坠床。同时，妥善固定各种导管、引流管，如胃管、尿管等，防止脱落或移位。

（6）监控舱内温度的变化，若温度过高、及时降温。应合理控制空调温度，适当开启暖气，使舱内温度保持在 24 ～ 26℃，做好患者的保暖工作。

（7）告知患者及陪舱人员降压的过程中严禁屏气、避免用力咳嗽咳痰。如果患者痰液过多、需要清理时应暂停减压，吸痰后再进行减压。升压初期和减压末期不能使用舱内的吸引器吸痰。每次吸引时间不宜超过 10 ～ 15 s，以免引起患者剧烈咳嗽。

（8）严密观察病情变化、严密观察患者的意识、血压、脉搏、呼吸、瞳孔大小及对光反应，注意观察面部表情，如出现口唇及面部肌肉颤动、面色苍白、出冷汗、流涎、烦躁不安等氧中毒先兆，应立即停止吸氧，改吸舱内空气。

（9）减压时，开放各种引流管，如胃管、尿管等，保持引流通畅。

（10）检查输液装置是否符合进舱要求，尽量使用软式包装输液器，如使用密封输液瓶时，必须插入大号穿刺针头直达液面以上，以通瓶内外气压，避免氧舱加、减压时输液瓶内的气压波动导致滴速变化与空气栓塞的发生。

（11）患者出舱后，监测生命体征，如有异常应报告医生处理。对于气管切开患者，医护人员应抽出气管套气囊内生理盐水，注入适量空气。保证输液和引流通畅、固定稳妥。再次评估病情。

第四节　昏迷患者舱内护理

（1）舱内备有地西泮、肾上腺素、去甲肾上腺素、异丙肾上腺素和阿托品等急救药品。

（2）对患者心电、指端氧饱和度进行监控，全程监测患者心率、呼吸、血压和氧饱和度变化；舱内根据需要随时吸痰并监测气道峰压变化，防止发生气胸。

（3）循环不稳定的患者需要带入微量泵泵入去甲肾上腺素和（或）垂体后叶素，心率慢的患者需要带入微量泵泵入异丙肾上腺素。

（4）患者在高压氧舱内治疗期间可能会出现胸闷、气急、人机对抗、吸痰后呕吐误吸、心律失常、癫痫等状况，患者一出现危急情况，由陪舱的医生、护士及时处理，以最大限度避免高压氧治疗过程中发生误吸。

（5）昏迷患者头要偏向一侧；预防性地将软枕垫于深度昏迷患者颈肩部，使其下颌略为抬高以防双唇紧闭；确保患者耳、鼻、口腔的气道畅通以利于口腔内分泌物和呕吐物流出。患者体位变动不宜过多，以避免套管移动导致刺激或套管脱落引起患者呼吸困难。对于烦躁不安的患者，应设法固定其四肢，避免发生意外。

（6）昏迷患者进舱前进行咽鼓管通气情况检查，先给予治疗或纠正，再进行高压氧舱治疗。对于必须及时进行高压氧舱治疗者，可事先行鼓膜穿刺。

（7）加压时，昏迷患者采用抬高下颌的方法，使其做被动的吞咽动作。观察患者情况，如有躁动、皱眉等表现，减慢加压速度。

第五节　癫痫患者舱内护理

（1）若患者在高压氧治疗期间癫痫发作，应立即给予地西泮 10 mg 静脉推注，必要时可重复。不应改变舱室压力，以防止突然减压引起肺泡破裂，癫痫停止后方可进行减压。

（2）对焦躁的癫痫患者还应备好牙垫及约束带，避免出现意外。如出现抽搐，要防止舌后坠，保持呼吸道通畅。

第六节　气管切开患者舱内护理

（1）气管切开行高压氧治疗者，采取左侧卧位，可在患者入舱前给予超声雾化吸入，或每次吸痰前注入 5～10ml 生理盐水，然后吸出，保证气道湿化，防止形成痰栓，堵塞气道。护理人员严格进行无菌操作，及时吸除气管内痰液，保持呼吸道通畅，避免舱内高压下频繁吸痰。

（2）进舱前，确认气管套管固定可靠，予以换药，固定带和皮肤之间的松紧度以放入一指为佳；在气管套管的气囊内注入生理盐水 4～5 ml，确保气囊与气管壁严密附着。

（3）是气管切开患者加压时若出现呼吸急促、呛咳、痰液从气管套管中喷出等现象，应立即停止加压，观察患者面色和呼吸情况，待患者完全适应后，症状会自行缓解，可继续缓慢加压。如痰液污染外套管下纱布，应及时清理更换。

第七节 颅脑外伤患者舱内护理

（1）颅脑外伤减压时，血管相对扩张，脑血流量增加，减压过快可发生颅内压增高、脑水肿反跳现象，因此，减压宜慢，并密切观察患者意识和瞳孔的变化。

（2）进舱治疗前 1h 使用脱水剂可防止减压时颅内压回升。减压时尽量不要吸痰，以免引起剧烈刺激性咳嗽反射，导致肺气压伤的发生。需要吸痰时，先暂停减压，待吸痰完成后，再进行减压。

参考文献

上海市医用高压氧临床质量控制中心．上海市医用高压氧临床质量控制标准(2019 版)．[S].

第三章　高压氧与呼吸系统疾病治疗

Tip 1　呼吸系统疾病的五大常见症状

（1）咳嗽。

（2）咳痰。

（3）肺部炎症。

（4）胸闷、胸痛。

（5）气促、呼吸困难。

Tip 2　呼吸系统疾病的常规治疗

（1）抗菌药物。

（2）糖皮质激素。

（3）支气管扩张药。

（4）呼吸机。

（5）呼吸道湿化及雾化治疗。

（6）介入治疗。

Tip 3　高压氧在改善呼吸系统疾病症状中的应用

（1）减少肺炎的发生。

（2）减轻呼吸道炎症。

（3）改善气促、乏力症状。

（4）有效改善慢性阻塞性肺病、肺大疱症状。

（5）提高患者的氧饱和度。

（6）抗厌氧菌和需氧菌。

第一节　常见呼吸系统疾病及临床症状

一、呼吸系统的组成

呼吸系统是人体与外界空气进行气体交换的一系列器官的总称，包括鼻、咽、喉、气管、支气管及大量的肺泡、血管、淋巴管、神经构成的肺、胸膜等组织。临床上常将鼻、咽喉称为上呼吸道，气管及以下的气道称为下呼吸道。上呼吸的疾病包括鼻炎、鼻窦炎、鼻咽癌、咽炎、喉炎等疾病，发生在鼻、咽、喉部位的疾病都是上呼吸道的疾病。发生在下呼吸道的疾病包括急性气管、支气管炎、肺炎、慢性支气管炎、慢性阻塞性肺病、支气管扩张等。

二、呼吸系统疾病的常见致病因素

呼吸系统常见致病因素分为三类：①感染，呼吸系统疾病中以感染最为常见，常见的病原体有病毒、细菌、支原体和衣原体等；②过敏因素，呼吸系统的很多疾病都与过敏有关，最常见的就是支气管哮喘，其次有外源性变应性肺炎等；③吸入粉尘和有害气体，如引起硅肺的粉尘以及大气层存在的很多有害气体。

三、 呼吸系统疾病的常见临床症状

呼吸系统疾病的五大常见症状包括：咳嗽、咳痰、咳血、呼吸困难和胸痛。

1. 咳嗽

急性发作的刺激性干咳常由上呼吸道炎引起，若伴有发热、声嘶，常提示急性病毒性咽、喉、气管、支气管炎。对于慢性支气管炎，咳嗽多在寒冷天发作，气候转暖时缓解。体位改变时咳痰加剧，常见于肺脓肿、支气管扩张。支气管癌初期出现干咳，当肿瘤增大阻塞气道时，可出现高音调的阻塞性咳嗽。阵发性咳嗽为支气管哮喘的一种表现，晚间阵发性咳嗽可见于左心衰竭患者。

2. 咳痰

痰的性质（浆液、黏液、黏液脓性、脓性），量和气味对诊断有一定帮助。慢性支气管炎咳白色泡沫或黏液痰。肺脓肿的痰呈黄色脓性，且量多，伴厌氧菌感染时，脓痰有恶臭。肺水肿时，患者咳粉红色稀薄泡沫痰。肺阿米巴病患者痰液呈咖啡色，且出现体温升高，可能与支气管引流不畅有关。

3. 咯血

咯血包括从痰中带血到整口鲜红血。肺结核、支气管肺癌以痰中带血或少量咯血为多见；支气管扩张的细支气管动脉形成小

动脉瘤（体循环）或肺结核空洞壁动脉瘤破裂可引起反复、大量咯血，24 h 达 300ml 以上。此外，咯血应与口鼻喉和上消化道出血相鉴别。

4. 呼吸困难

按其发作快慢分为急性、慢性和反复发作性。急性气急伴胸痛常提示肺炎、气胸、胸腔积液，并警惕肺梗死，左心衰竭患者常出现夜间阵发性端坐呼吸困难。慢性进行性气急见于慢性阻塞性肺病、弥散性肺间质纤维化疾病。支气管哮喘发作时，出现呼气性呼吸困难，且伴哮鸣音，缓解时可消失，下次发作时又出现。呼吸困难可分吸气性、呼气性和混合性三种。如喉头水肿、喉气管炎症、肿瘤或异物引起上气道狭窄，出现吸气性喘鸣音；哮喘或喘息性支气管炎引起下呼吸道广泛支气管痉挛，则引起呼气性哮鸣音。

5. 胸痛

肺和脏层胸膜对痛觉不敏感，肺炎、肺结核、肺梗死、肺脓肿等病变累及壁层胸膜时，方发生胸痛。胸痛伴高热，考虑肺炎。肺癌侵及壁层胸膜或骨时，患者出现隐痛，持续加剧，乃至刀割样痛。医生应注意与非呼吸系疾病引起的胸痛相鉴别，如心绞痛，纵隔、食管、膈和腹腔疾病所致的胸痛。

四、 呼吸系统疾病的常用治疗手段

呼吸系统疾病的常用治疗手段包括内科和外科治疗方法，以及介入性治疗方法，主要包括以下几方面的内容。

1. 抗菌药物治疗

在各种感染性疾病中，呼吸道感染居首位。一般的细菌感染用一种抗生素就可以控制，不需要联合用药。对于复杂感染或伴有基础疾病、耐药菌感染风险等因素的患者，需采取联合抗生素治疗以起到协同作用，增加疗效。

2. 糖皮质激素治疗

糖皮质激素在呼吸系统疾病的药物治疗中占有重要地位，在支气管哮喘、慢性阻塞性肺病、外源性变应性肺泡炎、结节病、急性肺损伤、肺间质疾病等疾病中都有应用；而在慢性气道疾病中，如慢性阻塞性肺病、支气管哮喘等，均主张长期使用糖皮质激素吸入制剂。

3. 支气管扩张药

支气管扩张药用于有支气管痉挛，伴有咳嗽、气喘的患者，如慢性阻塞性肺病、支气管哮喘、肺部感染出现支气管痉挛的患者。

4. 呼吸机的应用

呼吸机的应用包括无创机械通气（面罩呼吸机）和有创机械通气（气管插管或气管切开）。呼吸机主要针对存在呼吸衰竭的患者，通过机械通气可以维持患者适当的通气量，改善气体交换，减少呼吸肌疲劳。此外，通过面罩呼吸机进行持续正压通气，可用于治疗阻塞性睡眠呼吸暂停低通气综合征。

5. 氧气疗法

对于存在严重缺氧的患者，可以通过氧气疗法增加吸氧浓度，提高肺泡氧分压。慢性阻塞性肺病患者使用低浓度吸氧，而呼吸窘迫综合征患者则可使用中高浓度吸氧。

6. 呼吸道湿化及雾化治疗

湿化治疗是通过装置产生水蒸气，提高吸入气中的水蒸气含量，使气道湿化、稀释分泌物，易于排出。雾化治疗是将药物或水分分散成微粒，通过雾化吸入药物到气道和肺泡内，发挥局部治疗的作用。

7. 介入治疗

介入治疗包括纤维支气管镜治疗及血管内介入治疗。经纤维支气管镜可以对肺泡蛋白沉积症进行肺泡灌洗，进行呼吸道肿瘤的内镜下治疗，以及放置支架治疗气道狭窄。支气管动脉栓塞术可以治疗大咯血。通过内科胸腔镜可以诊断及治疗胸膜疾病。

第二节　高压氧有效改善病毒性肺炎导致的呼吸系统疾病

高压氧对治疗病毒性肺炎患者持续性的咳嗽、咳痰等症状有着显著效果。83 岁的陈先生感染病毒性肺炎，经过 2 周治疗后还伴有心慌、气喘，血氧饱和度降至 94%，经过多次氧疗后，血氧饱和度逐渐恢复，"吸氧之后感觉好多了"，陈先生说道。70 岁的马女士感染病毒性肺炎，刚来氧舱的时候一刻都离不开氧气袋，经过 7 次治疗，出舱后已可以自主行走。27 岁的徐先生在病毒性肺炎感染后继发吉兰 – 巴雷综合征，走路不平衡，无法直线行走，经过一段时间的高压氧治疗后恢复了健康（图 3–1、图 3–2）。

高压氧能够有效治疗病毒性肺炎的肺部相关后遗症，肺部纤维化状态改善情况良好。

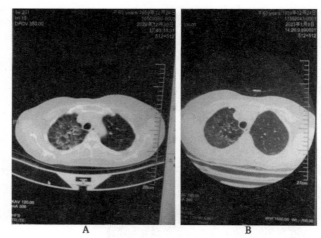

图 3-1　高压氧治疗病毒性肺炎，改善肺部纤维化

A，发病初期；B，高压氧治疗 2 周

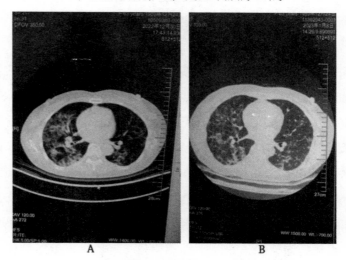

图 3-2　高压氧治疗病毒性肺炎相关后遗症

A，发病初期；B，高压氧治疗 4 周

第三节　高压氧治疗重症病毒性肺炎

重症病毒性肺炎患者表现为低氧性呼吸衰竭，需要氧的补充。尽管结果可能因年龄、合并症和初始需氧量等因素而异，但总体而言，五分之一的患者在医院死亡，尤其是合并慢性基础疾病的患者，比如糖尿病。在低氧血症住院患者中，四分之一的患者需要收治重症监护病房 (intensive care unit, ICU)，其中 60% 需要机械通气，30% 在医院死亡。机械通气和 ICU 收治资源有限，给医疗系统带来了巨大负担。重症病毒性肺炎的死亡主要与呼吸衰竭、细胞因子风暴和巨噬细胞激活有关。

高压氧疗法 (HBOT) 具有提升氧合和抗炎作用，表明 HBOT 是一种很有前途的辅助治疗方法。反复标准地使用高压氧治疗重症病毒性肺炎可以减少炎症和增加氧合。有研究评估了 HBOT 在避免气管插管和（或）体外膜肺氧合方面的安全性和有效性及其对炎症过程的影响。研究者将 28 例中重度病毒性肺炎患者随机分为对照组和 HBOT 组，HBOT 患者参加了 5 个高压氧疗程 (60min)。在每次治疗前后监测血气水平和生命体征。采集患者的血液样本进行进一步的生化测试、血液形态学和免疫学分析。结果显示，对照组有 3 例死亡，HBOT 组无死亡。未观察到导致停用 HBOT 的不良事件，接受 HBOT 的患者所需氧气浓度更低。与对照组相比，HBOT 组的 C 反应蛋白、铁蛋白、乳酸脱氢酶降低，CD3 升高。该研究证实了 HBOT 治疗新冠病毒感染患者的可行性和安全性，并提示 HBOT 可以缓解炎症和部分恢复 T 细胞反应。

首先，HBOT用于重症病毒性肺炎患者的临床应用是有生理学和临床数据支持的，动脉血中溶解在血浆中的氧的高氧作用纠正了组织的氧债。其次，HBOT具有很强的抗炎作用。事实上，临床前和临床研究表明，HBOT具有很强的免疫调节作用，通过多种途径调节炎症反应。HBOT刺激体液和细胞免疫反应，导致炎症因子减少而抗炎细胞因子增加。早期干预以限制血浆IL-6的升高可能是有益的，因为IL-6水平升高与病死率独立相关。此外，间歇性高氧(即HBOT)促进干细胞动员和细胞因子表达。干细胞可能是HBOT对新冠病毒感染患者产生积极影响的另一种途径。间充质干细胞具有很强的抗炎和免疫调节特性。因此，间充质干细胞可能有助于防止免疫系统的过度反应，即细胞因子风暴，可限制炎症因子并增加抗炎细胞因子。最后，HBOT可能对SARS-CoV-2具有直接杀病毒作用，类似于在其他包膜病毒的临床前研究中证明的直接杀病毒作用。尽管HBOT有可能降低重症病毒性肺炎的有创机械通气率和可能的病死率，但其有效性和安全性尚未量化。

第四节　高压氧治疗呼吸系统疾病的机制

高压氧治疗基于气体物理学特性，通过大幅度提高氧分压，提高肺泡氧分压，增加血氧张力，增加组织氧的有效扩散半径，提高氧的总运输能力，从而达到有效纠正组织缺氧、改善末梢循环功能、阻断因缺氧引起的渗出和水肿、增加组织氧储备的目的。肺部病理变化和氧饱和度的分离现象与我们自己临床治疗的感受相同，这提示高压氧治疗并不是通过抗病毒治疗，而是通过提供强有力的氧疗，解决了全身组织器官缺氧状态的氧债持续累积及其继发的组织器官损伤等问题，为机体对抗病毒感染提供了良好的全身性功能基础。同样有研究表明在常规治疗的基础上加上高压氧辅助治疗可以加快新冠病毒感染患者、CT病灶吸收及淋巴细胞恢复正常，这可能与避免组织缺氧、改善机体的免疫系统有关。高压氧介入越早，患者康复越快，住院时间越短。

参考文献

[1] 陈锐勇，唐艳超，仲小玲，等. 高压氧治疗在重型新型冠状病毒肺炎患者救治中的疗效分析 [J]. 第二军医大学学报，2020，41(06)：604-611.

[2] 高钰琪. 基于新冠肺炎病理生理机制的治疗策略 [J]. 中国病理生理杂志，2020，36(03)：568-572+576.

[3] 浦其斌，方强，周建英，等. 新型冠状病毒肺炎患者呼吸支持策略：浙大一院方案 [J]. 中华危重症医学杂志(电子版)，2020，13(01)：15-19.

第四章 高压氧与循环系统疾病治疗

Tip 1 循环系统疾病的常见疾病

（1）冠心病、各种心肌病、风湿性心脏病。

（2）血管性疾病：动脉、静脉和微血管病。

（3）感染性心内膜炎。

（4）心绞痛、心肌梗死。

（5）动脉狭窄、动脉血栓。

Tip 2 循环系统疾病的常规治疗

（1）抗心力衰竭药物：血管紧张素转换酶抑制剂、血管紧张素受体 II 阻断剂、醛固酮受体阻断剂、β-受体阻断剂、利尿剂。

（2）抗心律失常药：钠通道阻滞剂、β 肾上腺素受体阻断剂、延长动作电位时长药物、钙通道阻滞剂。

（3）抗心绞痛药物：硝酸酯类，β-受体阻断剂、钙通道阻滞剂。

（4）抗高血压药物：利尿降压药、β-受体阻断剂、钙通
道阻滞剂。

（5）调节血脂药物：他汀类、烟酸类、贝丁酸类、胆固
醇吸收抑制剂。

Tip 3　高压氧治疗改善循环系统疾病的症状

（1）改善心肌损伤。

（2）改善胸闷、胸痛症状。

（3）减轻血管、微血管炎症反应。

（4）保证血氧量，保护缺氧心肌，降低心肌梗死状况的
发生概率。

（5）减少微血栓发生。

第一节　临床常见循环系统疾病

循环系统是人体运送血液的组织和器官，包括心脏和血管。循环系统疾病主要包括冠心病（心绞痛、心肌梗死），各种类型心肌病（扩张性心肌病、肥厚性心肌病及限制性心肌病和心肌炎。另外，风湿性心脏病、先天性心脏病和感染性心内膜炎等疾病也属于循环系统疾病的范畴。各种心脏疾病最终都可能进展为心力衰竭。

根据第四版心肌梗死全球统一定义，心肌损伤的定义为心肌损伤标志物（心肌肌钙蛋白 I 或心肌肌钙蛋白 T）至少有一次升高超过第 99 百分位正常上限，如果观察到心肌肌钙蛋白升高或下降过程，则考虑急性心肌损伤。

而急性心肌梗死定义为：存在急性心肌损伤的基础上，同时发现心肌缺血的证据，如典型心肌缺血相关症状（胸闷胸痛、呼吸困难、心律失常等），新发生的缺血性心电图改变，心电图提示病理性 Q 波形成，影像学证据显示有新的心肌活性丧失或新发的局部室壁运动异常，冠脉造影或尸检证实冠状动脉内有血栓等。

第二节　高压氧治疗循环系统疾病

高压氧治疗在临床上已广泛开展，特别是在一氧化碳中毒、组织缺血缺氧性疾病、血红蛋白携氧障碍、厌氧菌感染等方面有显著疗效。

研究表明，高压氧对治疗心血管系统疾病有一定疗效。高压氧治疗可以极大地加快氧气从血液向肌细胞移动，改善心肌的有氧代谢和能量代谢，降低心肌氧耗量，保护缺氧心肌，改善心肌侧支循环与微循环，减轻和消除心律失常，进而使相对缺血缺氧、濒临死亡的心肌发生可逆性改变，改善心脏病患者的预后。

既往研究已证明，改善组织供氧可以使组织通过增加谷胱甘肽水平来增加抗氧化酶的表达，同时降低脂质过氧化程度，防止中性粒细胞对内皮损伤的反应激活，从而减轻缺血－再灌注损伤。

HBOT 还可以通过剂量依赖性的方式动员骨髓干细胞，这可能在愈合组织的新生血管化中发挥重要作用。高压氧治疗可显著抑制炎症因子表达，通过减轻炎性反应和减少自噬来保护心肌细胞，同时降低炎症因子水平、降低低氧诱导因子及其相关靶基因表达，进而减少心肌细胞凋亡。

参考文献

[1] Writing Committee, Gluckman T J, Bhave N M, et al. 2022 ACC Expert Consensus Decision Pathway on Cardiovascular Sequelae of COVID-19 in Adults: Myocarditis and Other Myocardial Involvement, Post-Acute Sequelae of SARS-CoV-2 Infection, and Return to Play [J]. JACC, 2022, 79(17): 1717-1756.

[2] Tang S W, Leonard B E, Helmeste D M. Long COVID, neuropsychiatric disorders, psychotropics, present and future [J]. Acta Neuropsychiatr, 2022, 34(3): 109-126.

[3] 中国医师协会心血管内科医师分会. 新型冠状病毒感染与心血管疾病诊疗中国专家共识（2023）[J/OL]. 中华心血管病杂志（网络版），2023，6: e1000136 (2023 - 01 - 18).

第五章 高压氧与神经系统疾病治疗

Tip 1 常见神经系统疾病的害临床症状

（1）嗅觉、味觉障碍：表现为嗅觉减少、丧失或倒错。

（2）认知障碍：主要表现为注意力下降、记忆力下降、信息处理速度下降以及执行功能受损。

（3）头疼、头晕：间歇性头痛和持续性头痛症状。

（4）脑血管疾病：缺血性或出血性卒中。

（5）癫痫、病毒性脑病。

（6）面瘫、乏力、性欲减退及远端感觉异常。

Tip 2 SARS-CoV-2 如何引起神经系统损害

（1）SARS-CoV-2表面的刺突蛋白（S蛋白）与ACE2结合进入细胞引起炎症风暴导致血脑屏障受损，诱导神经炎性反应和神经元凋亡。

（2）强烈的炎症反应破坏血管内皮，导致病毒及炎症因子进入大脑，引起癫痫发作和脑病。

（3）SARS-CoV-2 通过嗅球、角膜、结膜等途径感染中枢神经系统，破坏嗅觉、味觉。

Tip 3　高压氧改善神经损害症状

（1）改善脑白质束终端，改变神经通路的功能连接，恢复认知控制网络。

（2）提高脑组织血氧含量，改善脑组织缺血症状。

（3）降低氧化应激，减少炎症因子的产生，降低神经炎症发生概率。

（4）促进内源性神经干细胞的神经发生，增加神经元干细胞增殖，保持脑微结构的完整性。

第一节　病毒感染后神经系统损害的临床症状

一、嗅觉障碍

嗅觉障碍是上呼吸道感染的常见症状，不断有文献报道病毒性肺炎患者在病程中和痊愈后出现嗅觉功能障碍。美国 CNN 和英国 BBC 媒体在早在 2020 年 3 月，就有文献报道存在嗅觉障碍的病毒感染患者个案。一项来自欧洲的多中心研究显示，在 417 例核酸检测证实为 SARS-CoV-2 感染的轻 - 中症患者中，85.6% 伴发嗅觉障碍，其中嗅觉障碍作为首发症状的占 11.8%。

在一项 SARS–CoV–2 感染后患者嗅觉障碍症状恢复的队列研究中，研究者发现随访 1 周后，80% 以上患者的嗅觉障碍有较为明显的改善，嗅觉障碍大多可以在 2 周内恢复，并最终恢复正常。但值得注意的是，即使在病毒感染痊愈之后，一些患者仍然持续存在嗅觉障碍症状，说明 SARS–CoV–2 感染可能导致部分患者的嗅觉功能出现持续性损伤。

二、头痛

头痛不仅是 SARS–CoV–2 感染患者常见的症状，也是神经系统的主要持续症状。研究显示，大多数的新冠病毒感染后康复的患者存在间歇性头痛，且持续时间超过 28 小时。

三、认知障碍

研究表明，病毒感染与认知障碍相关疾病存在密切关系，可能具有相互促进的作用。这种与病毒相关的认知障碍的特征是注意力、信息处理速度、记忆力和执行功能受损，并发认知障碍的临床表现多样，包括执行功能障碍综合征、失语、无动性缄默症、注意力不集中、记忆障碍等。

四、脑血管病

研究表明，缺血性脑卒中及其他脑血管病是新冠病毒感染主要的神经系统并发症。在一项研究中，221 名新冠病毒感染患者中的 13 名有影像学证实的脑血管病证据，大多数患者都有小动脉和大动脉的缺血性梗死。Connor 等报告了 16 例新冠病毒感染危重患者的凝血参数，纤维蛋白原 (94%)、血小板 (62%)、D- 二聚体 (100%) 和白细胞介素 –6(interleukin–6，IL–6)(100%) 的水平均出现升高。

五、脑病和癫痫

一项综述分析显示 SARS - CoV - 2 相关脑病最常见的症状是定向力障碍 (72.72%)，其次是意识水平下降 (54.54%) 和癫痫发作 (27.27%)；12.12% 的患者出现幻觉，6.06% 的患者伴有精神异常，6.06% 的患者出现失语。

六、周围神经系统

除中枢神经系统外，病毒感染也会对周围神经系统造成损害，包括周围运动及感觉神经的结构和功能障碍，具体表现为味觉障碍、性欲减退、面瘫、乏力以及肢体远端感觉异常和手套 – 袜套样感觉减退等。

第二节 高压氧治疗神经系统症状

一、高压氧对神经系统症状的治疗

1．高压氧可以提高记忆和认知功能

2022 年国外研究首次报道了一例应用高压氧治疗长期病毒性肺炎后遗症的成功案例。这位患者的症状包括记忆力、多任务处理能力、呼吸和运动能力下降。采用高压氧治疗（高压氧疗方案：2ATA，稳压吸氧 20 分钟 3 次，中间休息 5 分钟，总治疗

90分钟，每天1次，每周5次，共60次治疗）后，这位患者的呼吸和运动能力已经恢复到病毒感染之前的水平，认知功能有明显改善。神经认知测试显示，总体记忆有显著改善，其中最主要的影响是对非言语记忆、执行功能、注意力、信息处理速度、认知灵活性和多任务处理的影响。治疗结束后的磁共振成像评估显示大脑灌注和微结构有显著改善，认知功能的改善与大脑区域血流量的增加有关。

2．高压氧可以改善执行功能障碍和疲劳症状

一项前瞻性研究发现，高压氧治疗可诱导神经可塑性和增加脑灌注，改善认知功能、精神、疼痛及疲劳等症状。在这项随机、双盲、假对照试验中，研究者将高压氧治疗用于73例有病毒性肺炎后遗症的患者，每周5天，共8周。结果显示，高压氧治疗可改善患者的执行功能障碍、精神症状、疼痛和疲劳。临床改善与额叶、顶叶和边缘区的脑血流量增加、灰质平均弥散率增加和白质各向异性分数增加相关，这些区域与认知和精神作用相关。这些发现得到了临床前和临床研究的支持，证明了高压氧通过多种机制的神经可塑性作用，包括抗炎、线粒体功能恢复、通过血管生成增加灌注以及干细胞的诱导、增殖和迁移。另一项研究发现高压氧治疗引起的认知功能改善与大规模认知控制网络之间连接模式的重组和恢复相关，高压氧治疗改善了脑白质束的中断，改变了神经通路的功能连接组织，有助于患者的认知和情绪恢复。

3．高压氧可以缓解"脑雾"症状

我国一项研究显示，应用高压氧治疗后，病毒性肺炎患者与缺氧相关的症状迅速缓解，低氧血症改善，食欲改善，头痛减轻。

英国研究者对病毒性肺炎患者进行了 10 次高压氧治疗，发现高压氧可显著改善疲劳症状，提高注意力、信息处理和执行能力等认知功能，缓解"脑雾"症状。一项有 31 名病毒感染患者的高压氧治疗研究显示，治疗组患者在生活质量、耐力和力量、部分呼吸参数、阴离子间隙和乳酸水平、工作记忆和注意力等方面均有显著改善。

二、高压氧治疗神经系统症状的机制

（1）高压氧可显著提高动脉血氧分压，改善脑部血氧张力，提高氧的弥散量和弥散距离，从而使氧含量、氧分压均得到显著升高，最终使脑组织中血氧含量增加。高压氧可有效改善早期缺氧，恢复缺血半暗带的细胞功能。

（2）高压氧可以减少患者的炎症反应，降低氧化应激，最大限度地减少细胞因子风暴的负面影响。有研究显示，高压氧可减少炎症因子如 IL-1、IL-6 和肿瘤坏死因子 (tumor-necrosis factor, TNF)，增加炎症因子 IL-4、IL-10，从而减少神经炎症。

（3）高压氧可以增加血管平滑肌的血液供给，降低血管的阻力指数，抑制血小板聚集，减轻病理性高凝状态，增强脑组织的氧合作用，同时可促进微循环，促进脑侧支循环建立，增加脑血流量。

（4）高压氧可以诱导神经可塑性和改善脑功能。有研究表明，高压氧可促进内源性神经干细胞的神经发生，增加神经元干细胞增殖和向损伤区域的迁移。高压氧可以通过抗炎、线粒体功能恢复、血管生成增加灌注以及干细胞的诱导、增殖和迁移等多种机制诱导损伤脑组织的神经发生，改善脑微结构的完整性。

（5）高压氧能抑制细胞凋亡，可能通过增加 Bcl-2（抗凋亡）和减少 Bcl-2 相关 X 蛋白（Bax）（促凋亡）来减少线粒体介导的凋亡信号传导。

（6）高氧饱和度可能具有多种抗病毒作用，如增加杀病毒的氧自由基数量，上调缺氧诱导因子（hypoxia-inducible factor，HIF），从而促进抗病毒肽的产生，降低炎症因子如 IL-6。

（7）高压氧能增强组织和细胞的有氧活动，减少无氧活动产生的乳酸积累，增加腺苷三磷酸值，增强钠泵功能，促使细胞水肿症状消除，改善脑组织血流和氧气供应情况，增强脑细胞代谢活动，进而使脑组织的电活动得以恢复正常。

参考文献

[1] 李娜，汪哲. 新冠肺炎后遗症的临床特征及研究进展 [J]. 海南医学院学报，2022，28：14.

[2] Hadanny A，Daniel-Kotovsky M，Suzin G，et al. Cognitive enhancement of healthy older adults using hyperbaric oxygen: a randomized controlled trial [J]. Aging (Albany NY), 2020, 12(13): 13740-13761.

第六章 高压氧与内分泌系统疾病治疗

第一节 高压氧与糖尿病

Tip 1 糖代谢异常

（1）糖代谢异常包括糖耐量异常、空腹血糖调节受损、糖尿病等。

（2）糖尿病（diabetes）是常见的、严重的糖代谢异常，因胰岛素分泌相对或者绝对不足和外周胰岛素抵抗引起高血糖状态，其并发症涉及心、脑、肾、视网膜等部位，甚至可能导致器官完全衰竭。

（3）发病率高，成人发病率约占 10%。

Tip 2 糖尿病的常规治疗

（1）二甲双胍类药物。

（2）磺酰脲类、α-糖苷酶抑制剂、噻唑烷二酮类、二肽基肽酶 4 DPP-4 抑制剂、钠-葡萄糖协同转运蛋白

2 抑制剂、胰高血糖素样肽 1 受体激动剂。当口服降
糖药无效时，需要注射胰岛素。

（3）1 型糖尿病需要胰岛素治疗。

（4）长期服药，部分人群并发症依旧进展。

Tip 3　高压氧在改善糖尿病并发症中的应用

（1）促进糖尿病足伤口愈合。

（2）延缓糖尿病视网膜病变。

（3）减少糖尿病微血管病变及末梢神经损害。

（4）调节糖、脂和蛋白代谢，降低代谢异常产生的炎症
因子对肾的损伤。

一、　糖代谢异常简介

随着生活水平的提高，糖代谢异常变得非常常见，包括糖耐
量异常、空腹血糖调节受损、糖尿病等。其中糖尿病是一种常见
的、严重的糖代谢异常，其特征是因胰岛素分泌相对或者绝对不
足和外周胰岛素抵抗引起的高血糖状态，糖尿病有多种并发症，
累及心、脑、肾、视网膜等部位，甚至可能导致器官完全衰竭，
严重影响生活质量和人类的健康。

胰岛素抵抗是指组织对胰岛素信号的敏感性降低，从而导致
葡萄糖摄取和利用减低。过度肥胖会通过改变脂质供应和促炎性

脂肪因子的释放来加重胰岛素抵抗。如果不堪重负的胰岛 β 细胞群分泌功能下降，那么葡萄糖耐量降低和空腹血糖受损的状况在存在胰岛素抵抗的情况下会进展为 2 型糖尿病，并且胰岛 β 细胞功能和质量的持续恶化会导致血糖进一步升高。其他葡萄糖调节肽分泌和作用的改变特别是胰高血糖素样肽 −1 的作用受损也可以导致血糖升高。

在全球 18~99 岁的人群中，糖尿病的患病人数约为 4.51 亿，也就是大约每 11 个成年人中就有 1 人患糖尿病（90％为 2 型糖尿病），而亚洲是全球 2 型糖尿病流行的中心。中国人糖尿病发病率为 11.6％，上海 35 岁以上人群中糖尿病的发病率高达 21.6％。

二、糖尿病的常规治疗技术手段

关于糖尿病的治疗，二甲双胍是世界范围内最常用的口服药物，被各大临床指南推荐为 2 型糖尿病的一线治疗药物。当然糖尿病治疗还可选择其他药物，包括磺酰脲类、α − 糖苷酶抑制剂、噻唑烷二酮类、二肽基酶肽酶（4DPP−4）抑制剂，钠 − 葡萄糖协同转运蛋白 2（SGLT2）抑制剂，胰高血糖素样肽 1 受体（GLP−1）激动剂。当口服降糖药无效时，需要注射胰岛素。1 型糖尿病从一开始就需要胰岛素治疗。除了上面这些，还有一些治疗并发症的药物，比如硫辛酸，具有较好的抗氧化应激作用，目前大量运用于临床。关于糖尿病的物理治疗，高压氧常常被提及，研究提示高压氧治疗可以改善糖尿病患者的胰岛素抵抗，对糖尿病的并发症也有很好的治疗作用，比如糖尿病足。

三、高压氧治疗疾病的种类

高压氧治疗作为一种新型、安全的科学治疗手段，主要应用于缺血、缺氧的相关疾病，例如贫血、一氧化碳中毒和局部缺血等。高压氧治疗 (HBOT) 也被批准用于治疗各种疾病，包括坏死性软组织感染、糖尿病创伤、骨髓炎、骨筋膜间室综合征、挤压和再灌注损伤以及急性感音神经性听力损伤等。HBOT 被认为对糖尿病足溃疡有积极作用，建议将其作为一种辅助治疗，在该领域有进一步的研究空间。为什么 HBOT 有这些作用？这是因为 HBOT 涉及在高压舱内以 100% 的浓度和 2~3 个绝对大气压 (ATA) 输送氧气。HBOT 的机制是增加组织氧含量，从而加速伤口愈合，减少水肿，并杀死厌氧菌。

四、高压氧治疗能降低糖尿病患者的血糖吗

HBOT 主要用于 2 型糖尿病患者。这些原始研究涉及不同方法的不同结果，观察的变量包括糖尿病患者（主要是 2 型糖尿病患者）使用 HBOT 和常压条件，评估胰岛素水平、胰岛素敏感性、口服葡萄糖耐量试验（OGTT）和糖化血红蛋白（HbA1c）的变化。大多数研究都支持 HBOT 可以降低 2 型糖尿病患者血糖的水平，但有一项研究表明，HBOT 可以升高患者的血糖水平，与其他研究结果相反。根据我院的经验在经过几次 HBOT 后，2 型糖尿病患者的空腹和口服葡萄糖耐量试验后的血糖水平也有所降低。而一些研究确实显示了显著的降低。HBOT 后糖化血红蛋白水平也有所下降。当然这些结论来自一些小样本的研究，需要进行大规模的前瞻性试验以确定 HBOT 对 2 型糖尿病患者

血糖的精确长期影响。HBOT 导致血糖水平降低的机制可归因于胰岛素敏感性的增加，而不是胰岛素分泌的增强，这一发现在 2 型糖尿病患者身上尤其明显。

五、高压氧治疗如何改善胰岛素抵抗

HBOT 是怎样改善糖尿病患者的胰岛素抵抗的，具体机制是什么，一直备受关注。众所周知，缺氧刺激白色脂肪细胞产生相关炎症因子，导致胰岛素抵抗。在小鼠实验中发现，小鼠脂肪组织中的线粒体功能异常导致炎症并增强全身胰岛素抵抗。炎症和脂肪细胞肥大可进一步导致脂肪组织缺氧。内脏脂肪组织中的缺氧诱导因子（H1F）1α 不断降低 β – 氧化。胰岛素抵抗的肥胖人群（H1F）1α 水平升高。与对照的正常体重人群相比，肥胖人群脂肪组织的线粒体中脂肪酸氧化、线粒体生物合成、呼吸链和腺苷三磷酸合酶参与的基因表达均较低。增加的线粒体质量和增加的氧消耗被认为可以提高小鼠脂肪组织的脂质利用率，从而提高全身胰岛素的敏感性。在伴有或不伴有 2 型糖尿病的超重或肥胖男性中，高压氧治疗后外周炎症因子发生变化，这种变化至少保持到治疗后 30 分钟。肥胖患者的棕色脂肪组织中也会发生缺氧，损害其产热活性。肥胖患者的骨骼肌对胰岛素的敏感性也出现降低，葡萄糖转运蛋白 4 的表达及转运减少降低了葡萄糖的摄取和利用使血糖水平升高。在最大限度的运动期间，高水平的糖化血红蛋白会影响氧气向活跃肌肉的转运。

研究表明，高压氧可以增强骨骼肌的葡萄糖和脂质代谢能力，从而延缓 2 型糖尿病和肥胖症的进展。与周龄相同的非糖尿病动物相比，肥胖的 2 型糖尿病动物骨骼肌的Ⅰ型和ⅡA型纤维百分比较低，线粒体氧化酶活性较低。高压氧增强所有纤维类型的线粒体氧化酶活性，阻止 2 型糖尿病大鼠骨骼肌纤维从慢纤维到快纤维的转变。高压氧增强骨骼肌中的葡萄糖和脂质代谢，表明高压氧可以预防糖尿病肥胖大鼠的葡萄糖升高和脂肪细胞肥大，暴露于中度高压氧能增加骨骼肌的氧化能力。因此，高压氧治疗可以改善胰岛素敏感性，但其具体机制尚不十分清楚，有待后期进一步研究。

第二节　高压氧与亚急性甲状腺炎

Tip 1　中年女性常见病——亚急性甲状腺炎

（1）中年女性发病率高，占所有发病人数的 75%~80%。

（2）起病前有病毒性感染症状。

（3）颈部发生明显疼痛，同时可有耳部疼痛，吃饭时疼痛加剧。伴随全身不舒服、食欲差、肌肉疼痛、发热、心动过速、多汗等症状。

Tip 2　亚急性甲状腺炎的常规治疗

> （1）应用阿司匹林、泼尼松等药物对症治疗，长期服药
> 容易造成不良反应。
> （2）营养均衡，鼓励患者食用纤维含量高的蔬菜和水果，
> 规律运动，症状加剧时及时就医。

Tip 3　高压氧改善亚急性甲状腺炎症状

> （1）迅速缓解甲状腺充血水肿造成的组织缺氧。
> （2）调节甲状腺素水平。
> （3）促进垂体－肾上腺皮质轴的兴奋，增加肾上腺皮质
> 激素的分泌。
> （4）促进受损甲状腺组织的修复。
> （5）减少甲状腺自身抗体产生，防止炎性过程慢性化。

一、认识亚急性甲状腺炎及发病原因

1. 亚急性甲状腺炎简介

亚急性甲状腺炎（subacute thyroiditis, SAT）发病率最高的是中年女性，女性占 SAT 患者总数的 75%~80%。最近有报道称年幼儿童也可发生 SAT。

SAT 起病前 1~3 周常有病毒性咽炎、腮腺炎、麻疹或其他

病毒感染。颈部发生明显疼痛，同时可有耳部疼痛，吃饭时疼痛更加厉害。此外，患者还有全身不舒服、食欲差、肌肉疼痛、发热、心动过速、多汗等症状。体格检查发现患者甲状腺轻至中度肿大，有时单侧肿大明显，甲状腺质地较硬，显著触痛，少数患者会发生颈部淋巴结肿大。

典型症状为甲状腺毒症（发热、烦躁等甲亢症状），中期表现为甲状腺功能减退症（乏力、无精打采等），恢复期症状改善。

疾病早期起病急，短时间内出现发热、怕冷和全身乏力等症状。最为特征性的表现就是颈部疼痛，触诊发现甲状腺肿大，质地比较硬，压痛明显，并且常伴有下巴、耳后或颈部等处的疼痛，进食时加重。

疾病中期出现心动过缓、精神低迷、记忆力下降、乏力等甲状腺功能减退的症状。恢复期症状改善，甲状腺肿或结节逐渐消失，也有病例留有结节。95%的患者功能恢复，但5%的患者可持续存在甲状腺功能减退症。

2. 亚急性甲状腺炎的发生因素

SAT 的发病与遗传背景及一些促发因素相关。自 1975 年以来，对 SAT 的易感性一直被认为与某些类型的人类白细胞抗原(human leukocyte antigen, HLA)的发生有关。那一年首次报道了 SAT 患者中 HLA-B35 的表达频率增加，此后在多个不同人群中证实了 SAT 与 HLA-B35 之间的显著相关性。先前的病毒感染(发生在 2~6 周之前)被认为是遗传易感个体的 SAT 触发因素。与发生 SAT 相关的病毒包括柯萨奇病毒，Echo 病毒、腺病毒、流感病毒、腮腺炎病毒、风疹病毒、人类细小病毒B19、正黏病毒、人类免疫缺陷病毒、EB病毒、戊型肝炎病毒和麻疹病毒。研究报道了与登革病毒感染相关的SAT。有学者报道了一名71岁的日本女性银屑病关节炎患者的SAT，她最初使用IL-17A抑制剂司库奇尤单抗治疗。由于治疗失败，她改用TNF抑制剂阿达木单抗治疗，引起SAT发生。治疗再次修改为依奇珠单抗，一种IL-17A抑制剂，无SAT复发。这个病例证实了先前关于使用TNF抑制剂治疗期间发生SAT的报道。其他病例报道涵盖了使用TNF抑制剂如阿达木单抗、依那西普和英夫利西单抗治疗的各种风湿病患者。SAT发病的时间往往在开始治疗后5天到几年不等。

目前还没有关于SAT与其他生物类或靶向合成改善病情抗风湿药物(disease-modifying antirheumatic drugs, DMARDs)相关的报道，如IL-6受体抑制剂、细胞毒性T淋巴细胞抗原4免疫球蛋白、IL-17抑制剂、IL-23抑制剂和JAK抑制剂。此外，先前的一些报道表明，α干扰素(interferon-α, IFN-α)抑制剂治疗丙型肝炎也可诱导SAT。SAT发生的可能机制包括TNF抑制剂导致浆细胞样树突状细胞IFN-α的产生增加，从而促进淋巴细胞迁移和炎症反应，还可能与TNF押制剂引发细胞因子失衡有关。

二、病毒感染与亚急性甲状腺炎

SAT又称肉芽肿性甲状腺炎或de Quervain's甲状腺炎，是一种甲状腺炎症性疾病，其发病机制和临床过程的决定因素几十年来一直不清楚。此外，SAT 的临床病程经研究证明是随时间演变的，以前认为是病理性的一些特征不再被认为是病理性的。越来越多的证据表明，严重急性呼吸综合征–SARS–CoV–2 感染与 SAT 之间存在直接相关性。

三、SARS-CoV-2 促发亚急性甲状腺炎的临床特征

SARS–CoV–2 的多系统影响也包括甲状腺。研究表明，SARS–CoV–2 可作为 SAT 的触发因素。有研究者使用 PubMed/Medline 系统地检索及鉴定了与 SARS–CoV–2 相关的 SAT 病例，并评估患者的人口统计学特征、主要临床特征、实验室结果和转归。在回顾的 21 例患者中，其平均年龄为 40.0 ± 11.3 岁，女性占 71.4%。从感染到出现 SAT 症状的平均天数为 25.2 ± 10.1。发热和颈部疼痛是最常见的主诉，占 81%。94% 的患者报告了某种类型的甲状腺功能亢进症状，而所有 21 例患者的实验室检查都显示促甲状腺素降低、甲状腺素升高。在所有报告的病例中，血沉和 C 反应蛋白均升高。所有 21 例(100%)患者超声提示 SAT。类固醇和抗炎药物是治疗的主要药物，所有患者均报告症状缓解。然而，随访报告 5 例(23.8%)患者有甲状腺功能减退。为了更好地了解 SAT 潜在的致病机制，需要进行大规模研究，以优化患者管理及治疗。

四、高压氧治疗亚急性甲状腺炎的机制

SAT 轻型患者仅用非甾体抗炎药即可，而中、重型患者需要给予泼尼松。但该病容易反复，可能需要长期服药，有时不可

避免会出现一些药物不良反应。所以，医生需要寻找新的可替代的治疗方法。有报道提示高压氧治疗可以明显缓解 SAT 患者的临床症状。其可能的机制如下：①高压氧治疗使机体组织氧含量增高，氧分压增高，能迅速缓解甲状腺充血水肿造成的组织缺氧；②高压氧治疗能调节甲状腺素水平，实验证明，不论甲状腺素水平高或低，高压氧治疗后均能使其恢复到正常水平；③高压氧治疗可以促进垂体 – 肾上腺皮质轴的兴奋，肾上腺皮质分泌肾上腺皮质激素，降低机体对外源性皮质激素依赖所致的不良反应；④高压氧治疗能增强吞噬细胞吞噬能力，加速病灶清除，促进受损甲状腺组织的修复；⑤高压氧治疗可以减轻甲状腺肿胀，改善压迫症状；⑥高压氧治疗可减少甲状腺自身抗体产生，防止炎性过程慢性化。有多个病例报道提示高压氧治疗 SAT 取得很好的临床疗效。所以对于中重型 SAT 患者，尤其是应用激素治疗复发的病例，应用高压氧治疗不失为一种简单、有效、无不良反应的治疗方法。

参考文献

[1] Wilkinson D C, Chapman I M, Heilbronn L K. Hyperbaric oxygen but not hyperbaric air increases insulin sensitivity in men with type 2 diabetes mellitus [J]. Diving Hyperb Med, 2020, 50(4): 386–390.

[2] Popescu M, Ghemigian A, Vasile C M, et al. The New Entity of Subacute Thyroiditis amid the COVID–19 Pandemic: From Infection to Vaccine [J]. Diagnostics,

2022, 12(4): 960.

[3] Stasiak M, Lewiński A. New aspects in the pathogenesis and management of subacute thyroiditis [J]. Rev Endocr Metab Disord, 2021, 22(4): 1027−1039.

第七章　高压氧与消化系统疾病治疗

Tip 1　消化系统疾病的常见症状

（1）食欲下降。

（2）恶心、呕吐。

（3）腹痛。

（4）腹泻。

（5）消化道出血。

（6）肝功能受损。

Tip 2　胃肠道疾病的常规治疗

（1）对症治疗：包括补液、维持电解质平衡等。

（2）抑酸，保护胃肠黏膜。

（3）调整肠道菌群。

（4）必要时抗菌治疗。

（5）一般治疗：注意休息、控制饮食等。

Tip 3 高压氧在改善胃肠道疾病症状中的应用

（1）充足的供氧改善微循环，加速胃肠黏膜修复。

（2）减轻炎症反应，抗氧自由基损伤。

（3）加快恢复自主神经功能。

（4）抑制胃酸分泌，增加抗生素敏感性。

（5）减轻肠胀气，调节肠道菌群。

第一节　消化系统的组成及常见疾病

一、消化系统的组成

消化系统(digestive system)由消化道和消化腺两大部分组成。消化道包括口腔、咽、食管、胃、小肠（十二指肠、空肠、回肠）和大肠（盲肠、阑尾、结肠、直肠、肛管）。临床上常把口腔到十二指肠的这一段称为上消化道，空肠及以下的部分称为下消化道。消化腺有小消化腺和大消化腺两种。小消化腺散在于消化道各部的管壁内，大消化腺有 3 对唾液腺（腮腺、下颌下腺、舌下腺）、肝脏和胰脏。消化系统的基本生理功能是摄取、转运、消化食物、吸收营养和排泄废物，这些生理功能的完成有利于整个胃肠道协调的生理活动。食物中的营养物质除维生素、水和无机盐可以被机体直接吸收利用外，蛋白质、脂肪和糖类等物质均不能被机体直接吸收利用，需在消化道内被分解为结构简单的小分子物质后，才能被吸收利用。食物在消化道内被分解成结构简单、可被吸收的小分子物质的过程就称为消化。这种小分子物质透过消化道黏膜上皮细胞进入血液和淋巴液的过程就是吸收。对于未被吸收的残渣部分，消化道则通过大肠以粪便形式排出体外。

二、消化系统疾病的常见临床症状

消化系统疾病包括一般胃炎、消化性溃疡、胃癌、食管癌、大肠癌、肠易激综合征、细菌性痢疾、肠梗阻、短肠综合征、结直肠癌等。

（一）炎症性胃肠道疾病

炎症性胃肠道疾病包括急性胃炎、慢性胃炎、克罗恩病（Crohn's disease, CD）、溃疡性结肠炎、急性阑尾炎、慢性阑尾炎等。

1. 急性胃炎

急性胃炎系由不同病因引起的胃黏膜急性炎症。病变严重者可累及黏膜下层与肌层，甚至深达浆膜层。临床上按病因及病理变化的不同，分为急性单纯性胃炎、急性糜烂性胃炎、急性腐蚀性胃炎、急性化脓性胃炎，其中临床上以急性单纯性胃炎最为常见，而由于抗生素广泛应用，急性化脓性胃炎已罕见。导致发病的因素很多，有化学或物理的刺激，也可由细菌或其毒素引起。化学刺激主要来自烈酒、浓茶、咖啡、香料及药物（如水杨酸盐制剂、吲哚美辛、糖皮质激素等），其中急性腐蚀性胃炎多由吞服强酸、强碱及其他腐蚀剂所致。物理刺激如过热、过冷、过于粗糙的食物及 X 线照射，均会损伤胃黏膜，引起炎症性改变。

而进食细菌或其毒素污染的食物是导致急性胃炎最常见的一个病因。轻者仅有腹痛、恶心、呕吐、消化不良；严重者有呕血、黑便，甚至失水及休克等。

2. 慢性胃炎

慢性胃炎系指不同病因引起的各种慢性黏膜炎性病变，是一种常见病，发病率在各种胃病中居首位。慢性胃炎常有一定程度的萎缩（黏膜丧失功能）和化生，常累及贲门，伴有 G 细胞丧失和胃泌素分泌减少，也可累及胃体，伴有泌酸腺的丧失，导致胃酸、胃蛋白酶和内源性因子的减少。慢性胃炎缺乏特异性症状，症状的轻重与胃黏膜的病变程度并不一致。大多数患者常无症状或有程度不同的消化不良症状，如上腹隐痛、食欲减退、餐后饱胀、反酸等。萎缩性胃炎患者可有贫血、水肿、舌炎、腹泻等，个别伴黏膜糜烂者上腹痛较明显，并可有消化不良、呕血、黑便等症状。慢性胃炎常常反复发作，无规律性腹痛，疼痛经常出现于进食过程中或餐后，多数位于上腹部、脐周，部分患者部位不固定，轻者表现为间歇性隐痛或钝推，严重者为剧烈绞痛。患者常伴有食欲不振、恶心、呕吐、腹胀，并影响营养状况及患儿生长发育。胃黏膜糜烂出血者伴呕血、黑便。

3. 克罗恩病

克罗恩病，又称局限性回肠炎、局限性肠炎、节段性肠炎或肉芽肿性肠炎，是一种病因不明的肠道炎性疾病。本病和溃疡性结肠炎统称为炎症性肠病（inflammatory bowel disease, IBD）。克罗恩病在胃肠道的任何部位均可发生，但好发于末端回肠和右半结肠。患者以腹痛、腹泻、肠梗阻为主要症状，且有发热、营养障碍等肠外表现。病程多迁延，常有反复，不易根治，临床表现多样，与肠内病变的部位、范围、严重程度、病程长短以及有无并发症有关。典型病例多在青年期缓慢起病，活动期和缓解期长短不一，相互交替出现，在反复发作中呈渐进性进展。少数患者急性起病，可有高热、毒血症状和急腹症表现，多有严重并发症。偶有以肛旁周围脓肿、瘘管形成或关节痛等肠外表现为首发症状者。

本病的主要表现为：①腹泻，多数患者每日大便 6~9 次，一般无脓血或黏液，如直肠受累，可有脓血及里急后重感。②腹痛，多位于右下腹，与末端回肠病变有关。餐后腹痛与胃肠反射有关，肠黏膜下炎症刺激痛觉感受器，使肌层收缩，肠壁被牵拉而剧痛。肠周围脓肿、肠粘连、肠梗阻、肠穿孔、急性腹膜炎以及中毒性巨结肠等累及浆膜，均能导致腹痛。以急性阑尾克罗恩病为首发症状的患者仅占 1.8%，但克罗恩病病程中出现急性阑尾炎者可达 84%~95%。③发热，活动性肠道炎症及组织破坏后毒素的吸收等均能引起发热，一般为中等度热或低热，常间歇出现，急性重症病例或伴有化脓性并发症时多可出现高热、寒战等毒血症状。④腹部肿块，约 1/3 的患者会出现腹部肿块，以右下腹和脐周多见。肠粘连、肠壁和肠系膜增厚、肠系膜淋巴结肿大、内瘘形成以及腹内脓肿等均可引起腹部肿块。克罗恩病导致的腹部肿块易与腹腔结核和肿瘤等混淆。⑤便血，和溃疡性结肠炎相比，克罗恩病患者便鲜血，量比溃疡性结肠炎多。⑥其他表现有恶心、呕吐、食欲缺乏、乏力、贫血、低白蛋白血症等，以及由并发症引起的临床表现。

4. 溃疡性结肠炎

溃疡性结肠炎是一种局限于结肠黏膜及黏膜下层的炎症疾病。病变多位于乙状结肠和直肠，也可延伸至降结肠，甚至整个结肠，病程长，常反复发作，可见于任何年龄段，20~30 岁多发。其临床表现为：受累结肠黏膜呈现多发性浅表溃疡，伴有充血、水肿，病变多由直肠起始，往往累及结肠，呈弥漫性分布；肠黏膜外观粗糙不平，呈细颗粒状，组织脆弱易于出血，或可覆盖脓性分泌物，似一层薄苔附着；结肠袋往往变平或变钝，以致系带消失，有时可见到多个大小不等的假息肉；结肠黏膜活检病理呈现炎性反应，同时常可见到黏膜糜烂，隐窝脓肿，结肠腺体排列异常及上皮改变。

5. 急性阑尾炎

急性阑尾炎是外科常见病，居各种急腹症的首位，转移性右下腹痛及阑尾点压痛、反跳痛为其常见临床表现，但急性阑尾炎病情变化多端。临床表现为持续伴阵发性加剧的右下腹痛，伴恶心、呕吐，多数患者白细胞和中性粒细胞计数增高。急性阑尾炎一般分 4 种类型：急性单纯性阑尾炎，急性化脓性阑尾炎，坏疽及穿孔性阑尾炎和阑尾周围脓肿。

6. 慢性阑尾炎

慢性阑尾炎是阑尾炎急性炎症消退后遗留的阑尾慢性炎症病变，诸如管壁纤维结缔组织增生、管腔狭窄或闭塞、阑尾扭曲，与周围组织粘连等。其症状表现为：①腹部疼痛，主要位于右下腹部，其特点是间断性隐痛或胀痛，时重时轻，部位比较固定，多数患者在饱餐、运动和长期站立后发生腹疼，病程中可能有急性阑尾炎的发作；②胃肠道反应，患者常觉轻重不等的消化不良、胃纳不佳，病程较长者可出现消瘦、体重下降，一般无恶心和呕吐，也无腹胀，但老年患者可伴有便秘；③腹部压痛，压痛是唯一体征，主要位于右下腹部，一般范围较小，位置恒定，重压时才能出现，无肌紧张和反跳痛，一般无腹部包块，但有时可触及胀气的盲肠；④各种特定的压痛点如麦氏点、兰氏点及腰大肌征、罗氏征，在慢性阑尾炎的诊断中无意义。

（二）消化性溃疡

一般将胃溃疡和十二指肠溃疡总称为消化性溃疡，有时简称为溃疡。原本消化食物的胃酸和胃蛋白酶却消化了自身的胃壁和十二指肠壁，从而损伤黏膜组织，引发消化性溃疡。

胃溃疡好发于中老年人，十二指肠溃疡则以中青年人为主，男性消化性溃疡的比例高于女性。与食用谷物等含糖物质相比，食用肉类时胃酸分泌会增加。当胃酸过多的状态长期持续，积存在十二指肠球部时，就容易损伤黏膜，导致十二指肠溃疡。容易产生溃疡的部位主要分为胃体部和幽门部两个部分，胃溃疡大多发生在幽门窦胃角部附近，随着年龄的增长，易发生溃疡的部位将逐渐移向胃体上部的食管附近。

1. 消化性溃疡的分类

消化性溃疡可以分为以下几种类型：无症状溃疡、儿童期消化性溃疡、老年人消化性溃疡。

无症状溃疡指无明显症状的消化性溃疡，在其他疾病做胃镜或 X 线钡餐检查时偶然发现，或当发生出血或穿孔等并发症时，甚至于尸体解剖时才被发现，可发生于任何年龄，但以老年人尤为多见。

儿童期消化性溃疡分为 4 种类型：①婴儿型，在新生儿和两岁以下的婴儿身上发现，主要表现为出血、梗阻或穿孔；②继发型，发生在脓毒症、中枢神经系统疾病、严重烧伤和糖皮质激素的应用等情况后，还可发生于先天性幽门狭窄、肝脏疾病、心脏外科手术后；③慢性型，主要发生于学龄儿童，随年龄增长，溃疡表现与成年人接近，幼儿期疼痛比较弥散，多在脐周，与进食无关，时常出现呕吐，青少年期出现典型的局限于上腹部的节律性疼痛；④并发于内分泌腺瘤的溃疡，发生于胃泌素瘤和多发性内分泌腺瘤病 I 型，即 Wermer 综合征。

老年人消化性溃疡以胃溃疡多见，也可发生十二指肠溃疡。胃溃疡直径可超过 2.5cm，且多发于高位胃体的后壁。常表现为无规律的中上腹痛、呕血和黑便，伴消瘦，很少发生节律性痛、夜间痛及反酸。易并发大出血，常常难以控制。

幽门管溃疡较为少见，常伴胃酸分泌过高，主要表现有：①餐后立即出现中上腹疼痛，其程度较为剧烈而无节律性，并可使患者惧食，抗酸药可使腹痛缓解；②已出现呕吐，呕吐后疼痛随即缓解。腹痛、呕吐和饮食减少可导致体重减轻。此类消化性溃疡内科治疗效果较差。

球后溃疡多位于十二指肠乳头的近端。球后溃疡的夜间腹痛和背部放射性疼痛更为多见，并发大量出血者多见，内科治疗效果差。

复合性溃疡指十二指肠与胃同时存在溃疡，多数是十二指肠溃疡发生在先，胃溃疡在后。多见于男性，临床症状无特异性，幽门狭窄的发生率较高，出血多来自胃溃疡，病情较顽固，并发症发生率高。

巨型溃疡指 X 线胃钡餐检查测量溃疡的直径超过 2.5cm 者，并非都属于恶性。疼痛常不典型，往往不能为抗酸药所完全缓解。呕吐与体重减轻明显，并可发生致命性出血。有时可在腹部触及纤维组织形成的硬块。长病程的巨型胃溃疡往往需要外科手术治疗。巨型十二指肠溃疡系指直径在 2.5cm 以上者，多数位于球部，也可位于球后。球部后壁溃疡的周围常有炎性团块，且可入侵胰腺，疼痛剧烈而顽固，常放射到背部或右上腹部。呕吐与体重减轻明显，出血、穿孔和梗阻常见，也可同时发生出血和穿孔，有并发症的巨型十二指肠溃疡以手术治疗为主。

食管溃疡的发生也是和酸性胃液接触的结果。溃疡多发生于食管下段，多为单发。本病多发生于反流性食管炎和滑动性食管裂孔疝伴有贲门食管反流的患者。溃疡可发生在鳞状上皮，也可发生在柱状上皮（Barrett 上皮）。食管溃疡还可发生于食管、胃吻合术以后，它是胆汁和胰腺分泌物反流的结果。食管溃疡多发生于 30~70 岁，约有 2/3 的患者在 50 岁以上。主要症状是胸骨下段后方或高位上腹部疼痛，常发生于进食或饮水时，卧位时加重。疼痛可放射至肩胛间区、左侧胸部，或向上放射至肩部和颈部。咽下困难也较常见，它是继发性食管痉挛或纤维化导致食管狭窄的结果。其他可能出现的症状是恶心、呕吐、嗳气和体重减轻。主要并发症是梗阻、出血和穿孔至纵隔或上腹部。诊断主要依靠 X 线检查和内镜检查。

难治性溃疡是指经一般内科治疗无效的消化性溃疡。其诊断尚无统一标准，包括在住院条件下慢性溃疡频繁反复发作多年，且对内科治疗的反应愈来愈差。难治性溃疡产生的可能因素包括：①穿透性溃疡、幽门梗阻等并发症存在；②特殊部位的溃疡（如球后、幽门管等）内科治疗效果较差；③病因未去除（如焦虑、紧张等精神因素）以及饮食不节、治疗不当等；④引起难治性溃疡的疾病，如胃酸高分泌状态（如胃泌素瘤、甲状旁腺功能亢进症等）。

应激性溃疡系指在严重烧伤、颅脑外伤、脑肿瘤、颅内神经外科手术和其他中枢神经系统疾病、严重外伤和大手术、严重的急性或慢性内科疾病（如脓毒症、呼吸衰竭）等应激情况下胃和十二指肠产生的急性溃疡。

2. 消化性溃疡的疼痛特点

（1）长期性：由于溃疡发生后可自行愈合，但每次愈合后好复发，常有上腹疼痛长期反复发作的特点，整个病程平均6~7年，有的可长达一二十年，甚至更长。

（2）周期性：上腹疼痛呈反复周期性发作是消化性溃疡的特征之一，尤以十二指肠溃疡更为突出。中上腹疼痛发作可持续几天、几周或更长，缓解期可长至数月或数年。全年都可发作，但春秋多发。

（3）溃疡疼痛与饮食之间的关系具有明显的相关性和节律性。在一天中，凌晨3:00至早餐的一段时间，胃酸分泌最低，故在此时间内很少发生疼痛。十二指肠溃疡的疼痛易发生在两餐之间，持续不减直至下餐进食或服抗酸药后缓解。一部分十二指肠溃疡患者，由于夜间胃酸较高，尤其在睡前曾进餐者，可发生半夜疼痛。胃溃疡疼痛的发生较不规则，常在进餐后 1 小时内发生，经 1~2 小时后逐渐缓解，直至下餐进食后再重复出现上述节律。

（4）疼痛部位：十二指肠溃疡的疼痛多出现于中上腹部，或在脐上方，或在脐上方偏右处。胃溃疡的疼痛发生部位多在中上腹，但稍偏高处，或在剑突下和剑突下偏左处。疼痛范围约数厘米直径大小。因为空腹内脏的疼痛在体表上的定位一般不十分确切，所以，疼痛部位也不一定能准确反映溃疡所在的解剖位置。

（5）疼痛性质：多呈钝痛、灼痛或饥饿样痛，一般较轻而能耐受，持续性剧痛提示溃疡穿孔。

（6）影响因素：疼痛常因精神刺激、过度疲劳、饮食不慎、药物影响、气候变化等因素诱发或加重，可因休息、进食、服抗酸药、以手按压疼痛部位、呕吐等方法而减轻或缓解。

3. 消化性溃疡的其他症状与体征

（1）其他症状：本病除中上腹疼痛外，尚可有唾液分泌增多、烧心、反胃、嗳酸、嗳气、恶心、呕吐等其他胃肠道症状。食欲多保持正常，但偶可因食后疼痛发作而惧食，以致体重减轻。全身症状可有失眠等神经官能症的表现，或有缓脉、多汗等自主神经系统不平衡的症状。

（2）体征：在溃疡发作期，中上腹部可有局限性压痛，程度不重，其压痛部位与溃疡的位置基本相符。

4. 妊娠期消化性溃疡的临床特点

妊娠期消化性溃疡的临床特点为：①妊娠早中期，活动性消化性溃疡症状缓解或愈合，因为胃酸分泌减少，胃蠕动减弱，胃黏膜充血减轻，以及孕酮对消化性溃疡有保护作用；②妊娠晚期极易导致消化性溃疡恶化或大呕血，由于肾上腺皮质功能增强，激素分泌增多，胃液内盐酸及胃蛋白酶含量、分泌量逐渐增高，极易使消化性溃疡恶化；③孕妇有慢性上腹部疼痛，病程较长，时发时愈；④胃溃疡压痛多位于腹上区正中或稍偏左，十二指肠球部溃疡压痛多位于腹上区稍偏右，前壁溃疡疼痛向同侧胸骨旁放射，后壁溃疡疼痛向脊柱旁相应部位放射；⑤有典型的节律性疼痛，贲门部或小弯部溃疡疼痛常在饭后 0.5~2h 之间发作，幽门或者十二指肠球部溃疡疼痛常在饭后 2~4h 发作；⑥胃小弯溃疡常有进食 – 疼痛 – 缓解的规律，而十二指肠球部溃疡常有进食 – 缓解 – 疼痛的规律，故常在睡眠中痛醒；⑦溃疡疼痛时多伴有反酸、灼热感、恶心及呕吐等表现，进食后或服用碱性药物后疼痛减轻或缓解，如并发溃疡出血、穿孔、幽门梗阻或癌变等，又可出现相应的临床表现。

（三）消化道出血的症状

消化道出血是临床常见的严重症候。上消化道出血指屈氏韧带以上的食管、胃、十二指肠、上端空肠以及胰管和胆管的出血。屈氏韧带以下的肠道出血称为下消化道出血。

（1）出血方式：急性大量出血多数表现为呕血，慢性小量出血则以粪便隐血阳性为表现；出血部位在空肠屈氏韧带以上时，临床表现为呕血，如出血后血液在胃内潴留时间较久，经胃酸作用变成酸性血红蛋白而呈咖啡色。如出血速度快而出血量又多，呕血的颜色是鲜红色。黑便或柏油样粪便表示出血部位在胃肠道，但如果十二指肠部位病变的出血速度过快时，在肠道内停留时间短，粪便颜色会变成紫红色。右半结肠出血，粪便颜色为鲜红色。当空间回肠及右半结肠病变引起少量渗血时，也可有黑便。

（2）失血性周围循环衰竭：上消化道大量出血导致急性周围循环衰竭。失血量大，出血不止或治疗不及时可引起机体的组织血灌注减少和细胞缺氧，进而可因缺氧、代谢性酸中毒和代谢产物的蓄积造成周围血管扩张，毛细血管广泛受损，以致大量体液淤滞于腹腔内脏与周围组织，使有效血容量锐减，严重地影响心、脑、肾的血液供应，形成不可逆转的休克，导致死亡。在出血－周围循环衰竭发展过程中，临床上可出现头昏、心悸、恶心、口渴或晕厥；皮肤由于血管收缩和血液灌注不足而呈灰白、湿冷；按压甲床后呈苍白色，且经久不见恢复。静脉充盈差，体表静脉往往瘪陷。患者感到疲乏无力，进一步可出现精神萎靡、烦躁不安，甚至反应迟钝、意识模糊。老年人器官储备功能低下，加之老年人常有脑动脉硬化、高血压病、冠心病、慢性支气管等基础病，虽出血量不大，也可引起多器官功能衰竭，增加了死亡危险因素。

（3）氮质血症：氮质血症可分为肠源性、肾性和肾前性氮质血症3种。肠源性氮质血症指在大量上消化道出血后，血液蛋白的分解产物在肠道被吸收，以致血中氮质升高。肾前性氮质血症是由于失血性周围循环衰竭造成肾血流暂时性的减少，肾小球滤过率和肾排泄功能降低，以致氮质潴留。在纠正低血压休克后，血中尿素氮可迅速降至正常。肾性氮质血症是由于严重而持久的休克造成肾小管坏死（急性肾功能衰竭），或是血便加重了原有肾病的肾脏损害。临床上可出现尿少或无尿。在出血停止的情况下，氮质血症往往持续 4 天以上，经过补足血容量、纠正休克而血尿素氮恢复至正常。

（4）发热：大量出血后，多数患者在 24h 内常出现低热。发热可能是因为血容量减少、贫血、周围循环衰竭、血分解蛋白的吸收等因素导致体温调节中枢的功能障碍。分析发热原因时要注意寻找其他因素，如有无并发肺炎等。

（5）出血后的代偿功能：当消化道出血量超过血容量的 1/4 时，心排血量和舒张期血压明显下降，此时体内相应地释放了大量儿茶酚胺，增加周围循环阻力和心率，以维持各个器官的血液灌注量。除了心血管反应外，激素分泌、造血系统也相应地代偿。醛固酮和垂体后叶素分泌增加，尽量减少组织间水分的丢失，以恢复和维持血容量。如仍不能代偿就会刺激造血系统，血细胞增殖活跃，红细胞和网织红细胞增多。

（四）肠易激综合征

肠易激综合征（irritable bowel syndrome，IBS）是一种胃肠功能紊乱疾病，其特征为腹痛、腹胀、便秘或腹泻。肠易激综合征是一个全球性的问题，随着近年来人们生活节奏的加快、饮食结构的改变，神经、精神、感染因素所致的肠易激综合征发病率有上升趋势。对生活质量和工作造成一定的困扰。一般来说，中青年是高发人群，其中女性多于男性，脑力劳动者高于体力劳动者。

1. 肠易激综合征的临床表现

肠易激综合征的临床表现是腹痛和排便习惯及粪便性状的改变。主要包括以下几点：①腹痛。部位不固定，以下腹和左下腹多见，多于排便或排气后缓解。②腹泻。一般每日3~5次，少数患者在严重发作期可达十数次。大便多数呈稀糊状，也可为成形软便或稀水样。多带有黏液，部分患者粪质少而黏液量很多，但绝无脓血。排便不干扰睡眠，部分患者腹泻与便秘交替发生。③便秘。排便困难，粪便干结，量少，呈羊粪状或细秆状，表面可黏附黏液。④其他消化道症状。多伴腹胀或腹胀感，可有排便不尽感、排便窘迫感。⑤全身症状。部分患者可有失眠、焦虑、抑郁、头昏、头痛等精神症状。⑥体征。无明显体征，可在相应部位有轻压痛，部分患者可触及腊肠样肠管，直肠指检可感到肛门痉挛、张力较高，可有触痛。⑦根据临床特点可分为腹泻型、便秘型、腹泻便秘交替型及胀气型。

2. 肠易激综合征的诊断

肠易激综合征的临床诊断标准如下：①以腹痛、腹胀、腹泻或便秘为主诉，伴有全身性神经症状；②一般情况良好，无消瘦及发热；③多次粪常规及培养（至少3次）均阴性，粪隐血试验阴性；④X线钡剂灌肠检查无阳性发现，或结肠有激惹征象；⑤结肠镜示部分患者运动亢进，无明显黏膜异常，组织学检查基本正常；⑥血、尿常规正常，血沉正常；⑦无痢疾、血吸虫等寄生虫病史，试验性治疗无效。符合上述标准者，一般可做出临床诊断。但要注意与一些表现隐匿或症状不典型的其他疾病鉴别，对诊断有怀疑者可选择有关的进一步检查。IBS 的诊断是根据大便特征、疼痛时间和特点，并通过体检和常规诊断性检验排除其他疾病后方能确立。

（五）细菌性痢疾

细菌性痢疾简称菌痢，是志贺菌属（痢疾杆菌）引起的肠道传染病。临床表现主要有发冷、发热、腹痛、腹泻、里急后重、排黏液脓血样大便。中毒型菌痢起病急骤，突发高热，反复惊厥，嗜睡、昏迷，迅速发生循环衰竭和呼吸衰竭，而肠道症状轻或缺如，病情凶险。菌痢常年散发，夏秋多见，是我国的常见病、多发病。本病采取有效的抗菌药治疗，治愈率高。疗效欠佳或转为慢性是因为未经正规治疗、未及时治疗、使用药物不当或耐药菌株感染。因此，早期诊断、早期治疗是治愈的关键。

细菌性痢疾临床表现为：①急性菌痢：急性腹泻，伴有发冷、发热、腹痛、里急后重、排黏液脓血便。②急性中毒型菌痢（多见于 2~7 岁儿童）。起病急骤，突发高热，反复惊厥，嗜睡、昏迷，迅速发生呼吸衰竭，肠道症状轻或缺如。③慢性菌痢。有持续轻重不等的腹痛、腹泻、里急后重、排黏液脓血便的痢疾症状，病程超过 2 个月。

（六）肠梗阻

肠梗阻是肠腔的物理性或机械性阻塞，发病部位主要为小肠。小肠肠腔发生机械阻塞或小肠正常生理位置发生不可逆变化（肠套叠、嵌闭和扭转等）。小肠梗阻不仅使肠腔机械性不通，而且伴随局部血液循环严重障碍，致使患者剧烈腹痛。本病发病急剧，病程发展迅速，预后慎重，如治疗不及时，病死率高。

肠梗阻的主要临床表现为：①腹痛。单纯性机械性肠梗阻一般为阵发性剧烈绞痛。②呕吐。呕吐在梗阻后很快即可发生，然后进入一段静止期，再发呕吐时间视梗阻部位而定。③腹胀。腹胀一般在梗阻发生一段时间以后开始出现。④排便排气停止。在完全性梗阻发生后排便排气即停止。⑤休克。早期单纯性肠梗阻患者的全身情况无明显变化，后可出现脉搏细速、血压下降、面色苍白、眼球凹陷、皮肤弹性减退、四肢发凉等征象。如果是急性肠梗阻，要马上手术治疗，否则可引发肠坏死穿孔，导致急性腹膜炎。

（七）短肠综合征

短肠综合征是由于不同原因造成小肠吸收面积减少而引起的一个临床综合征，多由广泛小肠切除所致，有时也可由小肠短路手术造成，由于上述疾病造成保留肠管过少，引起营养物质的吸收障碍，而表现为腹泻和营养障碍。严重者可危及患者生命。

短肠综合征的症状：主要临床表现为早期的腹泻和后期的严重营养障碍。早期的症状是不同程度的水样腹泻，多数患者并不十分严重，少数患者每天排出水量可达 2.5~5.0L，可导致脱水、血容量下降、电解质紊乱及酸碱平衡失调。数天后腹泻次数逐渐减少，生命体征稳定，胃肠动力开始恢复，但消化吸收功能极差。若无特殊辅助营养支持治疗措施，患者则会逐渐出现营养不良症状，包括体重减轻、疲乏、肌萎缩、贫血和低白蛋白血症等。短肠综合征者促胰液素、促胆囊收缩素及肠抑胃素的分泌均减少，而幽门部胃泌素细胞有增生现象，以致 40%~50% 患者有胃酸分泌亢进。这不仅可使腹泻加重，消化功能进一步恶化，还可能并发吻合口溃疡。十二指肠内 pH 值的降低使胰酶失活，从而脂肪泻增加。由于胆盐吸收障碍，影响肠肝循环，胆汁中胆盐浓度下降，加之上述肠激素分泌减少使胆囊收缩变弱，易发生胆囊结石。钙、镁缺乏可使神经、肌肉兴奋性增强，引起手足抽搐。由于草酸盐在肠道吸收增加，尿中草酸盐过多而易形成尿路结石。长期缺钙还可引起骨质疏松。长期营养不良可导致多器官功能衰竭。

三、胃肠道疾病的发病机制及其诱发因素

胃肠道疾病的种类繁多，病因十分复杂，一种疾病可以由一种或多种原因引起，一种因素也可以同时诱发多种胃肠道疾病。因此，探讨胃肠道疾病的发病机制首先要了解胃肠道疾病的诱发因素。

（1）个体因素：肠胃道疾病易受个体因素影响，如遗传因素、先天畸形、自身免疫、代谢紊乱、变态反应等。尤其是个人不良的饮食、生活习惯导致胃炎、胃溃疡的发生率非常高，熬夜、不吃早饭、暴饮暴食等习惯是造成目前胃炎、胃溃疡高发的主要因素。

（2）精神因素：精神过度紧张、情绪波动大、精神创伤、焦虑、恐惧和长期精神负担过重等均会引起胃肠功能障碍，导致肠胃道疾病的发生。

（3）物理因素：季节、地域、气候的变化，尤其是四季更替和水土不服，饮食不规律，暴饮暴食，过冷、过热或过于粗糙

坚硬的食物，都可导致胃肠黏膜的损伤。

（4）化学因素：长期饮浓茶、烈酒、咖啡，过量吸烟，食物不洁，偏食，长期大量服用阿司匹林、吲哚美辛等药物，均会影响肠胃血液循环，破坏黏膜屏障及腺体的分泌。

（5）病毒因素：病毒因素：SARS-CoV-2 的刺突蛋白 S 通过与靶细胞表面特异性的 ACE2 受体结合进入细胞，最终攻击表达 ACE2 的多种靶细胞，除最主要的肺泡细胞外，还包括血管内皮、心脏、胃肠道、肾脏等脏器，所以患者会表现心慌、胸闷、头晕、失眠、焦虑、嗅觉味觉减退、呼吸困难，食欲不振、腹泻、腰酸乏力等相关症状。受损靶细胞释放大量的病毒和炎症因子，进一步激活免疫系统，释放细胞因子，引起细胞因子风暴，从而进一步加重病情，造成多器官功能障碍综合征。

四、胃肠道疾病的危害

胃、肠是人体消化系统中的重要器官，是机体与外界进行物质交换的场所，人体生命活动所必需的营养物质就是靠肠胃吸收，体内 90% 以上的毒素由肠道排出。病毒感染后胃肠道损害的临床症状：SARS-CoV-2 感染后引起最常见的胃肠道症状包括食欲下降（25.4%）、恶心呕吐(12.1%)、腹泻(10.8%)、腹痛(5.2%) 等，重症患者可出现消化道出血。除上述胃肠道症状外，有些患者还同时存在肝功能损害。最新数据表明，1.3% ~ 53.1% 的患者在病程中出现血丙氨酸氨基转移酶 (alanine aminotransferase, ALT) 和天冬氨酸氨基转移酶 (aspartate transaminase, AST) 异常，或伴血清胆红素增高，平均发生率分别为 21.8%，不同中心研究报道的发生率差异较大，但消化系统表现是 COVID-19 的临床组成部分。研究发现重症死亡患者的食管、胃、肠黏膜上皮可见不同程度的变性、坏死和脱落。病理检测到食管鳞状上皮出现淋巴细胞浸润，胃、十二指肠、直肠固有层可见大量浆细胞和淋巴细胞浸润，间质水肿。此外，肝活检显示肝细胞变性、灶性坏死伴中性粒细胞浸润，肝血窦充血，汇管区见淋巴细胞和单核细胞浸润，微血栓形成，提示肝损害可能与 SARS-CoV-2 感染或药物有关。

俗语有"十人九胃病"之说，慢性结肠炎、胃病、长期腹泻、消化性溃疡等疾病，严重危害着人类健康。肠胃病长期得不到有效治疗或久治不愈，会引起肠胃黏膜糜烂、溃疡、穿孔甚至癌变。同时，作为常见高发病，肠胃病不仅使人承受机体痛苦，而且还会在体内堆积毒素，阻断人体营养来源，使人体免疫力下降，并造成严重的并发症，如心脑血管疾病、肝胆疾病、贫血、糖尿病、性功能减退等，可谓"肠胃有病，百病丛生"。除胃肠道癌症外，腹泻引起的死亡所占比例特别高。腹泻的危害如下：

（1）引起体内电解质失调和酸碱平衡紊乱：腹泻可以引起水、电解质失调和酸碱平衡紊乱，严重脱水、电解质紊乱及酸中毒都会对机体产生严重损害，如果不及时抢救，可能危及生命。

（2）引起营养不良和能量供给不足：胃肠道作为人体吸收营养物质的唯一途径，发生腹泻时，人体对营养的吸收产生严重障碍，能量供给不足，使人感到头昏眼花、口干舌燥、四肢疲乏、心慌气短、冷汗淋漓等。腹泻影响维生素在机体内的吸收，引起维生素缺乏，导致皮肤和头发干燥、缺乏光泽甚至脱落等现象，还可能会出现不明原因的舌炎、口角炎和多发性神经炎等。消化吸收障碍引起蛋白质及其他造血原料如叶酸、维生素 B_{12}、铁质等吸收减少，引起贫血，出现口唇、指甲无华，皮肤干燥、脱屑，神疲乏力，头晕耳鸣，注意力不集中，甚至动辄气促等症状。

（3）引起免疫力降低：腹泻引起的营养不良、贫血及维生素缺乏等导致人体的免疫力低下，使人体对传染病及各种感染的抗病能力减弱，炎症反应容易发生和加重，引发糖尿病、心血管疾病和癌症等并发症。

五、胃肠道常见疾病的常用治疗手段

1. 一般治疗

注意休息，控制饮食，生活指导。

2. 病因治疗

包括溃疡、除菌治疗、肠胃减压和维持电解质平衡。

3. 抗菌治疗

包括针对病因或发病环节的治疗。有明确病因的消化系统疾病多为感染性疾病，如细菌引起的胃肠道炎症、胆道炎症、幽门螺杆菌相关性慢性胃炎等，这类疾病予以抗菌药物治疗多可被彻底治愈。

4. 对症治疗

许多消化系统疾病的症状如腹痛、呕吐、腹泻等不但令患者经受难以忍受的痛苦，而且会导致机体功能及代谢紊乱，从而进一步加剧病情发展。因此在基础治疗未发挥作用时往往要考虑予以对症治疗。

5. 手术治疗

手术治疗是消化系统疾病治疗的重要手段。对经内科治疗无效、疗效不佳或出现严重并发症的疾病，手术切除病变部位常常是疾病治疗的根本办法或最终途径，如肿瘤应及早切除，合并穿孔、严重大出血、器质性梗阻的消化道疾病常需要手术治疗，各种晚期肝病可考虑肝移植等。

第二节 高压氧有效改善胃肠道炎症

一项关于加味千金苇茎汤联合高压氧对急性呼吸衰竭大鼠肺肠的保护作用及机制研究结果显示：正常组肠组织黏膜上皮完整（见图 7-1A），肠组织各层结构清晰，上皮细胞形态正常，肠绒毛数量丰富、分布均匀，固有层肠腺数量丰富、排列紧密，肌层肌细胞排列规则、形态正常；模型组肠组织广泛自溶，呈无结构的嗜酸性物（见图 7-1B），黏膜层底部轻度水肿，结缔组织排列疏松，肠腺间距增宽，并伴有少量的淋巴细胞浸润；高压氧干预组肠组织黏膜上皮完整，局部溃疡，偶见肠腺坏死消失被增生的结缔组织取代，增生侵及黏膜下层，并伴有少量的淋巴细胞浸润（见图 7-1C）；单纯汤药组肠黏膜大量的肠绒毛顶端上皮细胞坏死、脱落，胞核固缩深染、溶解消失（见图 7-1D）；高压氧加汤药干预组肠组织各层结构清晰，黏膜层上皮完整，上皮细胞形态正常，肠绒毛数量丰富、分布均匀，固有层肠腺数量丰富、排列紧密，肌层肌细胞排列规则、形态正常，未见明显的炎性改变（见图 7-1E）。高压氧和中药方剂合作改善肠道炎症效果最优。

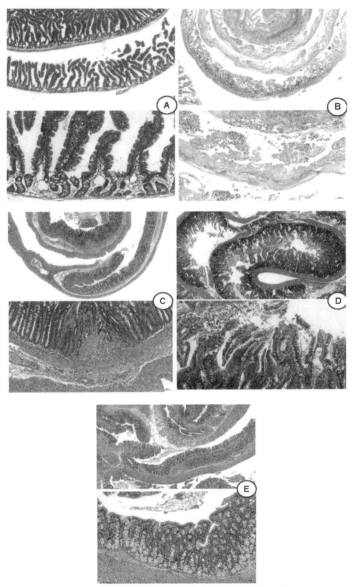

图 7-1　A—E 不同条件下肠黏膜特征

第三节 高压氧治疗胃肠道疾病的机制

（1）高压氧能提高氧分压，增加组织氧的有效扩散半径，改善血黏粘度，加速血液流速，改善微循环及组织供氧，加快胃肠黏膜的组织屏障修复。

（2）高压氧能减轻炎症、抑制免疫反应、清除氧自由基，加速消除胃壁炎症和水肿，缓解胃痉挛和血管痉挛。

（3）高压氧可以调整大脑皮质与自主神经系统的活动，增强机体的免疫系统。改善食欲不振，缓解恶心呕吐的症状。

（4）高压氧能抑制胃酸分泌，抑制幽门螺杆菌生长繁殖，同时可以增加幽门螺杆菌对抗生素的敏感性，减少其对胃黏膜的损伤，促进溃疡愈合。

（5）高压氧状态下，可以减轻腹腔肠道胀气，抑制厌氧菌的生长，调整肠道菌群，减少腹泻的发生。

参考文献

[1] 林鹭，朱慧瑾，赵旺，等．新型冠状病毒感染消化系统的研究进展．[J]．现代消化及介入诊疗，2020，25：10.

[2] 杨春辉，朱行利．高压氧干预对急性呼吸窘迫综合征大鼠肺损伤模型的保护作用及其机制 [J]．中华航海医学与高气压医学杂志，2023，06（录用）.

第八章　高压氧与免疫系统

Tip 1　吉兰-巴雷综合征的表现

> 　　吉兰-巴雷综合征（Guillain-Barré syndrome, GBS）的临床表现：多发神经根及周围神经损害，急性对称性肢体弛缓性瘫痪、感觉异常，可伴有脑神经麻痹、肢体疼痛和自主神经异常。

Tip 2　吉兰-巴雷综合征的常规治疗

> （1）一般治疗：主要包括呼吸道管理、抗感染、营养支持、并发症防治及对症治疗等。
>
> （2）免疫治疗：免疫球蛋白静脉注射和血浆交换，二者均有效且疗效无明显差异。对糖皮质激素治疗GBS有争议。
>
> （3）其他治疗：神经营养、康复治疗。

Tip 3　高压氧改善吉兰-巴雷综合征的临床症状

（1）高压氧能迅速提高血氧分压，增加血氧浓度，扩大血氧弥散范围，改善神经的缺氧状态。

（2）高压氧使有氧活动增强，无氧酵解减弱，抑制神经水肿，加速受损神经的功能恢复。

（3）控制及减轻炎性水肿，纠正局部缺氧状态，保护髓鞘，促进轴突再生，促进神经修复。

（4）使脑垂体分泌促肾上腺皮质激素增多，减少血中淋巴细胞，对免疫产生抑制作用。

第一节　吉兰-巴雷综合征概述

吉兰-巴雷综合征（GBS）系一类免疫介导的急性炎性周围神经病。GBS 主要损害脊神经和周围神经，也常累及脑神经。临床特征为急性起病，临床症状多在 2 周左右达到高峰，表现为多发神经根及周围神经损害，急性对称性肢体弛缓性瘫痪、感觉异常，可伴有脑神经麻痹、肢体疼痛和自主神经异常。常有脑脊液蛋白-细胞分离现象。多呈单时相自限性病程，静脉注射免疫球蛋白和血浆交换治疗有效。GBS 发病率为（0.4~2.5）/10 万，其中急性炎性脱髓鞘性多发神经病和急性运动轴突性神经病是 GBS 中最为常见的两个亚型。

一、GBS 为何会发生

GBS 的确切病因未明，多数患者发病前有腹泻或上呼吸道感染的病史，GBS 可继发于多种感染性及非感染性因素，感染性因素主要包括细菌（空肠弯曲杆菌、肺炎支原体、流感嗜血杆菌等），病毒（巨细胞病毒、EB 病毒、水痘 – 带状疱疹病毒、流感病毒、肝炎病毒、寨卡病毒、人类免疫缺陷病毒）等。非感染性因素主要包括神经外源性神经节苷脂应用、疫苗接种、免疫抑制及手术。

（1）一名确诊新冠病毒感染的妇女在出现呼吸道症状几天后出现快速进行性弛缓性瘫痪合并单侧面部神经病变。

（2）在 5 名 SARS–CoV–2 相关 GBS 患者中，4 例患者首发症状为下肢无力和感觉异常，1 例患者为双侧面瘫，随后出现共济失调和感觉异常。

（3）在 SARS–CoV–2 相关 GBS 中，41.4% 的患者有嗅神经受累，42.8% 的患者伴随脑神经受累。

二、GBS 家族成员有哪些

GBS 根据临床特征和电生理学表现可分为不同亚型。

（1）急性炎性脱髓鞘性多发性神经病：是 GBS 最常见的类型，也称经典型 GBS，主要病变是多发神经根和周围神经的运动和感觉神经节段性脱髓鞘。任何年龄、任何季节均可发病。病前 4 周内常有呼吸道或胃肠道感染症状，病程特点是急性起病，病情多在 2 周左右达到高峰。弛缓性肢体肌肉无力是其核心症状，首发症状多为肢体对称性弛缓性肌无力，多数从双下肢开始逐渐累及躯干肌肉和脑神经。肌张力正常或降低，腱反射减低或消失，无病理反射。脑神经受累以双侧面神经麻痹最常见，面部或延髓部肌肉无力常见，且可能作为首发症状就诊。严重者出现颈肌和呼吸肌无力，导致呼吸困难。部分患者有四肢远端感觉障碍，下肢疼痛或酸痛，神经干压痛和牵拉痛。部分患者有自主神经功能障碍。多为单相病程，病程中可有短暂波动。

（2）急性运动轴突性神经病：以脑神经和脊神经运动纤维的轴突病变为主。

（3）急性运动感觉轴突性神经病：以神经根和周围神经的运动与感觉纤维的轴突变性为主，临床表现通常较重。

（4）Miller - Fisher 综合征：与经典 GBS 相对对称的肢体无力不同，Miller - Fisher 综合征以眼肌麻痹、共济失调和腱反射消失为主要临床特点。

（5）急性泛自主神经病：以自主神经受累为主，较少见。

（6）急性感觉神经病：少见，以感觉神经受累为主。

三、识别 GBS 的技术手段有哪些

（1）脑脊液检查：脑脊液蛋白 - 细胞分离是 GBS 的特征之一，多在发病数天内蛋白含量正常，2~4 周内脑脊液蛋白不同程度升高，葡萄糖和氯化物正常，白细胞数一般 $< 10 \times 10^{6}$/L。

（2）神经电生理：主要根据运动神经传导测定，判断周围神经是否存在脱髓鞘性病变。肌电图检查可见神经传导速度减慢，远端潜伏期延长，F 波异常或 H 反射延迟或消失，动作电位波幅正常或下降。

四、治疗 GBS 的常规手段

（1）一般治疗：主要包括呼吸道管理、抗感染、营养支持、并发症防治及对症治疗等。

（2）免疫治疗：GBS 治疗中可选择的免疫治疗包括免疫球蛋白静脉注射和血浆交换，二者均有效且疗效无明显差异。目前对糖皮质激素治疗 GBS 仍有争议。

（3）其他治疗：神经营养、康复治疗。

第二节　高压氧治疗吉兰-巴雷综合征

一、GBS 的治疗方法

静脉注射免疫球蛋白和血浆置换是治疗 GBS 的有效方法，文献报道的新冠病毒相关 GBS 病例基本都进行了静脉注射免疫球蛋白的治疗。目前还没有高压氧治疗新冠病毒相关 GBS 的广泛报道，但既往有多项高压氧治疗 GBS 的临床研究报告，大多取得了较好的效果。高压氧治疗能改善 GBS 临床症状，缩短病程，改善预后。

高压氧治疗大多用于治疗无呼吸肌麻痹的轻度 GBS 患者。2020 年一篇文献报告了一名严重呼吸机依赖性 GBS 的女性，患者接受了血浆置换、激素冲击、静脉输注高剂量免疫球蛋白和营养神经等治疗，治疗 1 个月后无改善，且无法停止机械通气。随后患者接受了高压氧治疗，她进行了 3 个疗程（共 30 次）的高压氧治疗（方案为 220 kPa 下 40min，加压和减压 25min），症状得到明显改善。首次治疗后运动功能有改善，8 次治疗后患者成功停止机械通气，10 次治疗后患者肌力显著改善，30 次治疗后患者呼吸和言语正常，进食时无呛咳，后患者顺利出院。

二、高压氧治疗 GBS 的可能机制

（1）高压氧能迅速提高血氧分压，增加血氧浓度，扩大血氧弥散范围，改善神经的缺氧状态。

（2）高压氧使有氧活动增强，无氧酵解减弱，酸性代谢产物减少，细胞内外离子失衡得到校正，细胞内外水肿得到改善。毛细血管内皮细胞功能恢复，毛细血管的渗透性改善，抑制神经水肿，加速受损神经的功能恢复。

（3）高压氧可以减少炎症反应，降低氧化应激，降低炎症因子如 IL-1、IL-6 和 TNF 水平，从而减少神经炎症，控制及减轻炎性水肿，纠正局部缺氧状态，保护髓鞘，促进轴突再生，促进神经修复。

（4）高压氧是一种非特异因素，对体液免疫和细胞免疫均有抑制作用。

（5）高压氧可提高 cAMP/cGMP 的比值，降低机体免疫功能的亢进状态；还可使脑垂体分泌的促肾上腺皮质激素增多，减少血中淋巴细胞，对免疫产生抑制作用。

参考文献

[1] McDonnell E P, Altomare N J, Parekh Y H, et al. COVID-19 as a Trigger of Recurrent Guillain‐Barré

Syndrome [J]. Pathogens，2020，9(11)：965.

[2] 郑珍婕，蒋功达．高压氧治疗格林巴利综合征临床分析 [C].
浙江省医学会航海医学分会成立大会暨首届浙江省航海医学
学术年会论文集，2012.

第九章 高压氧与生殖系统疾病治疗

Tip 1 勃起功能障碍评价方法

（1）国际勃起功能指数 -5 评分。

（2）夜间阴茎勃起评分。

（3）勃起硬度评分。

（4）射精功能量表评分。

（5）阴道内射精潜伏期。

（6）性生活日志评分。

（7）性生活质量量表评分。

Tip 2 勃起功能障碍治疗方法

（1）5 型磷酸二酯酶抑制剂。

（2）阴茎内注射 / 尿道内使用前列腺素。

（3）负压勃起装置。

（4）高压氧治疗。

（5）盆底治疗。

（6）阴茎震动刺激治疗。

（7）血管手术。

（8）植入勃起装置。

Tip 3　高压氧治疗勃起功能障碍的作用机制

（1）促进损伤愈合和血管生成。

（2）促进勃起递质的生成，包括一氧化氮、钙离子和内
　　　皮素的作用增强。

（3）有效促进术后勃起功能相关组织的恢复。

第一节　勃起功能障碍定义

勃起功能障碍(erectile dysfunction, ED)是指阴茎无法
达到或维持足够的勃起以成功进入阴道完成性交活动的现象，
且病程至少持续半年。勃起功能障碍是如今一大社会健康问
题，至 2025 年预计有 3 亿患者。ED 在 40~70 岁的群体中
有 25%~52% 的发病率。对于 ED 的评估有国际勃起功能指
数 −5 评分、夜间阴茎勃起评分、勃起硬度评分、射精功能量
表评分、阴道内射精潜伏期（IELT）、性生活日志评分和性
生活质量量表等。对于 ED 的治疗有 5 型磷酸二酯酶抑制剂

（phosphodiesterase-5 inhibitor，PDE-5i）、阴茎内注射／
尿道内使用前列腺素、负压勃起装置、高压氧治疗、盆底治疗、
阴茎震动刺激治疗、血管手术、植入勃起装置等。

第二节　高压氧治疗勃起功能障碍的临床研究

高压氧指高于一个标准大气压纯氧的环境，在该条件下，
氧气在血液中的溶解度增加，毛细血管床中的氧气随浓度梯度扩
散入组织，组织的氧含量随之提高。

有研究表明，高压氧治疗能改善 ED 患者的勃起功能。有动
物研究模拟前列腺手术后的神经损伤，结果显示高压氧治疗能帮
助海绵体神经损伤后勃起功能的恢复。在一项对后尿道重建术后
的研究中，接受高压氧治疗的患者较未接受高压氧治疗的患者，
国际勃起功能指数明显较高（19.17±1.70 *vs* 15.67±2.67）。
在对 50 名 60 岁左右患者的研究中，高压氧治疗前后的国
际勃起功能指数评分得到了明显的提升（15.74±10.52 *vs*
19.50±10.91）。该研究使用的是能容纳 10 人的高压氧舱，舱
内先用纯氧加压至 2.4 个大气压 15min，受试者通过面罩吸入氧
气。每个疗程持续 120min，包括一开始 15min 的加压期以及
3 个氧合期。氧合期每期 25min，各期中间穿插 3 个间歇，每个
间歇 5min，最后是 15min 舱内的减压期。该疗程一周 6 次，
总计 30 个疗程。此研究提示即使 ED 不是由组织损伤造成的，
高压氧治疗也能获益。在 43 名因其他原因接受高压氧治疗的患
者中，治疗后的国际勃起功能指数有明显的提升（25.4 ± 5.3 *vs.*

20.6 ± 5.1；$p < 0.001$）。也有研究结果显示，在前列腺癌术后的患者中，服用 PDE-Si 的同时进行高压氧治疗，高压氧治疗对国际勃起功能指数没有显著改变。

第三节　高压氧治疗勃起功能障碍的作用机制

高压氧治疗 ED 可能机制如下：高压氧治疗被证明可帮助损伤愈合和新血管的生成。高压氧治疗能为手术及外伤后的神经再生创造适宜的环境。在与勃起相关的递质中，一氧化氮、钙离子、内皮素 -1（endothelin-1， ET-1）、硫化氢等起到至关重要的作用。现代研究普遍认为，长期体氧饱和度下降的状态以及继发于夜间勃起丧失的低氧状态是 ED 发生的重要病理生理条件。相对应地，在相对缺氧条件下，ED 的发生率较常人增高。例如，高原地区较平原地区 ED 发生率和严重程度均升高，慢性阻塞性肺病患者较无慢性阻塞性肺病者 ED 发生率高。睡眠呼吸暂停、嘴唇发绀、杵状指被发现与 ED 显著关联。高压氧治疗手术或损伤后 ED 的机制可能为，高压氧通过增加对血肿周围受损细胞的供氧，改善血液流变，促进受损细胞的再生恢复，提高受损神经细胞的功能。在高压氧治疗期间，增加的组织供氧被认为能刺激血管生成、白细胞活性、胶原蛋白形成，以及成纤维细胞增生。高压氧治疗还有神经保护作用。高压氧治疗在非手术患者中的作用可能与其对血管再生的引导作用有关。

综上，高压氧可用于 ED 的辅助治疗及改善外伤及手术后的勃起功能。

参考文献

[1] Sahin M O, Sen V, Eser E, et al. The Effect of Hyperbaric Oxygen Therapy on Erectile Functions: A Prospective Clinical Study [J]. Urol Int, 2018, 101(2): 206-211.

[2] Sen V, Sahin M O, Irer B, et al. The impact of hyperbaric oxygen therapy on erectile functions and serum testosterone levels in patients with erectile dysfunction [J]. Aging Male, 2020, 23(1): 66-70.

[3] Alcala-Rivera N, Diez-Manglano J. Erectile dysfunction in patients with COPD. A systematic review and meta-analysis [J]. Rev Clin Esp (Barc), 2023, 223(3): 165-175.

第十章　高压氧与皮肤系统疾病治疗

Tip 1　荨麻疹的发病特点

（1）女性高于男性。

（2）不具备传染性。

（3）炎性细胞活化引起。

（4）诱发因素多：食物、药物、物理刺激、精神因素都可诱发。

Tip 2　荨麻疹的常规治疗措施

（1）口服抗过敏药。

（2）涂抹外用药。

（3）中医疗法。

Tip 3　高压氧对荨麻疹的作用

（1）减轻皮肤炎症状态。

（2）改善微循环，修复皮肤损伤。

（3）对代谢性疾病导致的荨麻疹调节免疫作用。

第一节　荨麻疹的定义及特点

季节性过敏对于很多过敏体质的人来说并不陌生，一到春天，哮喘易发，皮肤奇痒难忍。花粉过敏原可导致荨麻疹，因此春暖花开的季节，在享受春风习习、花团锦簇的美好时刻，有相当一部分人也在经历着"疹氧"的酷刑，被荨麻疹搞得很受伤。

1. 荨麻疹的特点

荨麻疹是一种全球范围内的疾病，无种族差异，可发生于任何年龄、任何种族、任何国家。它的发病率受环境因素影响。一般人群患病率为 1%~30%，中国人群患病率为 20% 左右。在慢性荨麻疹患者中女性和男性的比例约为 2：1。如果不是病原微生物引起的感染性疾病，不具备传染性。

2. 荨麻疹的分类

荨麻疹可以分为自发性和诱导性的荨麻疹。自发性荨麻疹根据血管性发作维持时间分为急性荨麻疹和慢性荨麻疹。急性荨麻疹表现为自发性风团和血管水肿发作小于 6 周，慢性荨麻疹表现为自发性风团或血管性水肿发作大于 6 周。

3. 荨麻疹的机制

荨麻疹主要表现为风团和血管性水肿。风团是一种局限性隆起于皮肤、黏膜表面的中心性水肿团块，由肥大细胞活化导致皮肤、黏膜小血管扩张及渗透性增加引起。周围多伴有反应性红晕，通常在24h内消失，但皮疹可反复发作。血管性水肿表现为突发的红色或肤色真皮深层皮下黏膜的肿胀，疼痛而非瘙痒，较风团消退慢，除极少数并发呼吸道及其他系统症状外，绝大多数预后良好。荨麻疹基本病因为过敏原与其他因素引发的肥大细胞为核心的多种炎症细胞活化，释放具有炎症活性的化学介质，包括组胺、5-羟色胺、细胞因子、趋化因子、花生四烯酸的代谢产物前列腺素和白三烯，引起血管扩张和通透性增加、平滑肌收缩及腺体分泌增加，从而导致皮肤、黏膜、呼吸道和消化道等一系列局部或全身性过敏症状。

4. 荨麻疹的诱因

荨麻疹的诱因多，药物、食物、物理刺激、精神因素等都可以诱发。诱导性荨麻疹分为物理性荨麻疹和非物理性荨麻疹。物理性荨麻疹包括人工荨麻疹（皮肤划痕症）、冷接触性荨麻疹（寒冷性荨麻疹）、延迟压力性荨麻疹、热接触性荨麻疹（热性荨麻疹）、日光性荨麻疹、振动性血管性水肿、胆碱能性荨麻疹。非物理性荨麻疹包括水源性荨麻疹和接触性荨麻疹。两种或者两种以上类型的荨麻疹可同时存在于一个患者身上，如慢性自发性荨麻疹合并人工荨麻疹。

荨麻疹是由于皮肤、黏膜小血管反应性扩张及渗透性增加而产生的一种局限性水肿反应。常起病较急，皮损常突然发生，为局限性红色大小不等的风团，自觉剧烈瘙痒。部位不定，可泛发全身。

荨麻疹的病因复杂，某些食物、药物、动植物因素以及物理、机械性刺激均可导致荨麻疹。各种细菌与病毒感染、自身免疫性疾病、神经精神因素等也会引起荨麻疹。

外源性病因包括物理刺激、食物、药物、植物、运动等。内源性病因包括慢性隐匿性感染、劳累、精神紧张、一些自身免疫及慢性疾病，如甲状腺疾病等。

第二节 引起荨麻疹的常见原因

1. 引起荨麻疹的常用药物

引起荨麻疹的常见药物有青霉素、阿奇霉素等抗生素、血清制剂、各种疫苗、呋喃唑酮、磺胺类药物、阿司匹林、可卡因等。中药中的蛋白质如僵蚕、地龙等也可以引起荨麻疹。

2. 引起荨麻疹的食物

引起荨麻疹的食物包括动物性蛋白（如鱼、虾、蟹、贝壳类、蛋类等），植物或水果类（如柠檬、芒果、葱、蒜、山药、杏子、西红柿等），腐败食物，以及某些食品添加剂（如水杨酸、苯甲酸盐、亚硫酸盐）等。

3. 引起荨麻疹的病理、心理状态

情绪如情绪波动极大、精神紧张、抑郁等；系统性疾病如自身免疫性甲状腺炎、风湿热、类风湿性关节炎、系统性红斑狼疮、恶性肿瘤、代谢障碍、内分泌紊乱。

4. 引起荨麻疹的病原微生物感染

病毒、细菌感染引起的荨麻疹，是感染伴发或感染反应的皮肤表现。如果病毒感染或细菌感染得到控制，荨麻疹自然消退。病毒感染（如上呼吸道病毒、肝炎病毒、柯萨奇病毒），真菌，细菌（如黄色葡萄球菌和幽门螺杆菌），寄生虫感染也会引起荨麻疹。新冠病毒导致的皮肤荨麻疹症状也已有报道。

第三节　荨麻疹的治疗技术手段

荨麻疹的发生多与食物药物过敏、感染等因素相关，慢性荨麻疹与感染、自身免疫、精神神经因素等诸多因素相关，特别是病程较长、常规服用抗组胺药物治疗效果不佳的患者多与自身免疫因素相关。

荨麻疹的治疗原则为抗过敏和对症治疗。口服抗过敏药物是荨麻疹治疗的首选方案。

西医治疗荨麻疹常用的抗组胺药、抗过敏药物有氯苯那敏、氯雷他定、西替利嗪、咪唑斯汀、雷尼替丁、酮替芬、赛庚啶、苯海拉明等。一定要注意这类药物的不良反应是困倦，特殊职业人群应防止困倦带来的危害。除此之外，对抗组胺药物剂量增加或联合使用仍无反应者，可考虑短期应用糖皮质激素、口服环孢素和静脉使用奥马珠单抗治疗。糖皮质激素能控制 50% 的抗组胺药物治疗无效的慢性荨麻疹，减量或停药后大部分患者会复发。

中医的方剂消风散加减、桂枝麻黄各半汤加减、防风通圣散加减、犀角地黄汤联合黄连解毒汤加减、玉屏风散或当归子饮加减，中成药有金蝉止痒颗粒、皮敏消胶囊、乌蛇止痒丸等。中医的临床疗法还包括针刺疗法、耳针疗法、刺络放血、拔罐疗法、敷脐疗法和自血疗法等。

第四节　高压氧改善荨麻疹的作用途径与机制

高压氧改善荨麻疹的作用途径及机制如下。

（1）高压氧有效抑制细胞因子、趋化因子导致的炎症反应，可使皮肤血管收缩，毛细血管通透性改善，减少渗出，减轻水肿。高压氧可广泛应用于急性和慢性荨麻疹的水肿反应。

（2）高压氧可明显地提高血氧分压和血氧含量，改善微循环，加强有氧代谢，促进受损细胞的恢复；可以有效缓解精神因素或药物因素导致的荨麻疹。

（3）高压氧有免疫抑制的作用，能有效地抑制抗体产生，降低细胞免疫和体液免疫功能，达到治疗目的，特别是针对甲状腺炎、风湿性关节炎、内分泌代谢疾病引起的荨麻疹。

在中西医结合治疗荨麻疹的同时，建议尝试镇痒的新方式，即配合高压氧治疗，可以起到快速对症治疗的效果。

参考文献

高春锦.高压氧医学基础与临床.[M].北京：人民卫生出版社，2008.

第十一章　高压氧与肌肉骨骼系统疾病治疗

Tip 1　病毒感染后肌肉骨骼系统的不适症状

（1）疲劳。

（2）关节疼痛。

（3）肌肉疼痛。

（4）肌无力。

Tip 2　病毒感染后肌肉骨骼损害的原因

（1）病毒直接攻击关节和肌肉，对关节和肌肉产生破坏。

（2）炎症因子风暴导致骨骼肌肌炎和横纹肌溶解综合征。

（3）高热时导致的乳酸积聚引起肌肉酸痛。

（4）使用激素类药物导致骨骼、肌肉受损。

Tip 3　高压氧改善肌肉骨骼系统疾病的临床症状

（1）改善乏力、疲劳症状。

（2）降低炎症因子风暴导致骨骼肌肌炎引起的疼痛。

（3）减少激素类药物导致的骨骼破坏。

（4）缓解关节疼痛。

第一节　病毒感染后肌肉骨骼相关症状

1. 肌肉关节疼痛

无论是在病毒感染的发作期，还是在恢复期，关节肌肉疼痛都是常见的症状之一。肌肉关节疼痛又以腰背疼痛、髋关节及大腿疼痛最明显，严重者可影响行走。这些疼痛大多为肌源性疼痛，少部分为神经源性疼痛。一些研究认为病毒可以结合在肌肉关节中存在的特殊感受器（ACE–2 受体），导致人体持续感受这种特殊的疼痛，也可能是激活了体内的特殊免疫反应，导致自身肌肉损伤和溶解，但具体机制仍不确定。这种疼痛可以影响肩关节、髋关节、膝关节和脊柱等。2021 年 1 项 1276 人的队列研究提示少部分人痊愈之后仍存在慢性疼痛，其中以关节疼痛及肌肉疼痛最为常见。

2. 肌肉无力

国外的研究显示，重症病毒感染患者在住院期间肌肉质量和力量会显著下降。一项相关研究显示，重症监护室的重症病毒性肺炎患者，其大腿重要肌肉股直肌横截面面积在住院 10 天后下降 30%，也就是肌肉明显萎缩了。另外一项研究显示，75%~85% 的病毒感染恢复期患者出现了大腿股四头肌和手臂屈肌的无力症状，意味着即使病毒性肺炎被治愈，这种肌无力症状仍将持续较长时间，多为 4~7 个月。另外，这种肌无力症状和病情严重程度及住院时间有明显关系，住院时间越长，病情越重，那么肌肉无力的症状会越严重。

3. 运动耐受能力下降

运动耐受能力下降，举个例子，就是走路上楼梯或者其他体力劳动容易累，走不了多远就气喘吁吁。一些研究显示，即使在出院 3 个月后，病毒性肺炎康复的患者仍会出现明显的肺部摄取氧气能力不足的情况。与正常人相比，病毒性肺炎康复患者握力和 6 分钟步行能力测试成绩分别下降 32% 和 13%。有学者认为，运动耐受能力下降和身体细胞的发动机——线粒体受损有关，但尚未被完全证实。

第二节　病毒感染后肌肉关节疼痛的原因

病毒感染相关疼痛是指由于感染病毒而引起的一系列疼痛相关症状，包括感染时或之后出现的头痛、腹痛、关节痛、肌痛、骨痛或神经病理性疼痛等相关疼痛症状。当中枢、外周神经细胞和骨骼肌细胞受到病毒侵袭时，就会出现"腰斩""断腿"的症状。

1. 病毒直接攻击肌肉和关节组织

SARS-CoV-2 病毒上的结构刺突可与人类细胞上的 ACE2

受体结合，而 ACE2 受体在外周神经系统及骨骼肌中也有表达。病毒同样可以在骨骼肌细胞中复制，破坏肌肉组织。

2．炎症因子风暴

SARS-CoV-2 感染引起的炎症过程升高对肌肉骨骼组织产生不良影响。炎症因子风暴是指在肺部感染 SARS-CoV-2 后，免疫系统释放大量细胞因子，导致炎症加剧，可促进多器官损伤。炎症因子，如 IL-6、IL-1β、IL-8、IFN-γ、干扰素 γ 诱导蛋白 10 (IP-10 或 CXCL10) 和 TNF-α，诱导肌纤维蛋白水解并促进蛋白质合成减少，干扰肌生成过程并破坏身体稳态。因此，由于这种不受控制的炎症环境，SARS-CoV-2 病毒在体内的复制可以激活大量炎症反应通路，形成遍及全身的炎症因子风暴，有症状的患者可以表现出疲劳和肌痛等肌肉骨骼表现，甚至可导致骨骼肌肌炎和横纹肌溶解综合征。

3．无氧呼吸

高热寒战时，骨骼肌是产热的最重要来源。此时的骨骼肌因无氧呼吸会产生较多乳酸和代谢产物，乳酸堆积及代谢产物刺激也可导致肌肉酸痛。

4．过量使用糖皮质激素

过量使用糖皮质激素可导致骨坏死、骨质疏松等，可能是痊愈后慢性疼痛的一个来源。

第三节　病毒感染相关性肌肉关节疼痛的居家管理

（1）生活方式调整：多喝水，饮食确保营养全面，多食含有维生素 C、维生素 E 的食物，加快乳酸代谢；保证良好的睡眠，听舒缓的音乐，尽量保持良好的心情。

（2）物理治疗，如局部温毛巾热敷，加快局部血液循环，加速代谢，可一定程度缓解疼痛不适。

（3）如需服用止疼药物，建议去医院就诊，听取专科医生的建议，切勿自行服药。

第四节　病毒感染相关性肌肉关节镇痛药物的选择

病毒感染本身与肌痛、关节痛、腹痛、头痛和胸痛等疼痛症状有关，疼痛药物治疗通常包括阿片类药物、抗抑郁药和抗惊厥药、氯胺酮、非甾体抗炎药 (nonsteroidal anti-inflammatory drugs, NSAIDs) 或对乙酰氨基酚、肌肉松弛药等。

（1）针对肌肉疼痛、关节痛、腰痛症状：可选择塞来昔布等选择性环氧合酶（cyclooxygenase-2, COX-2）抑制剂，尤其对老年患者，这类药物可最大限度减小胃肠道不良反应发生的风险。《肌肉骨骼系统慢性疼痛管理专家共识》也指出，NSAIDs 药物是目前临床使用证据最充分、处方最广泛的一大类镇痛药物。在这一大类药物中，选择性 COX-2 抑制剂相较于传统的非选择性 NSAIDs 药物安全性更高，胃肠道安全性更好。

（2）针对神经痛（表现为针刺样疼痛、火烧样疼痛、刀割样疼痛或者跳痛等）：建议首选普瑞巴林缓释片、加巴喷丁等缓解神经痛类的药物，必要时联合 NSAIDs 药物。

（3）长期或大量使用解热镇痛药物都有导致消化性溃疡的

风险，对于高龄、联合使用抗血小板（阿司匹林肠溶片）/抗凝药物（硫酸氢氯吡格雷片）、既往有胃肠道溃疡病史等高风险人群，需在医生指导下用药。

（4）切忌同时服用多种解热镇痛药物，有可能会导致肝肾损伤，严重的引起全身多脏器衰竭，需要注意的是，每个人对药物的耐受程度均存在一定差异，若疼痛仍不能缓解，则需要及时就医，调整用药，保证安全。

（5）肝肾功能不全或联合使用其他对肝肾功能有损伤的药物时，必须在医师指导下调整药物剂量，定期监测肝肾功能水平，警惕加重肝肾功能不全，当出现恶心、皮肤黄染、尿量减少时需及时就医。

第五节　高压氧在肌肉骨骼系统的应用

1. 高压氧改善乏力

通常情况下肌肉酸疼和乏力都是肌肉组织缺氧导致的。高压氧已被证明可对线粒体功能产生有益影响，线粒体功能是肌肉功能的关键要素。

高压氧还可以增加增殖和分化的卫星细胞数量以及再生肌肉纤维的数量，促进肌肉力量。高压氧诱导的最大耗氧量提高34%，乳酸阈值提高16.9%，这都会明显改善乏力症状。

2. 高压氧改善疲劳

在病毒感染后，疲劳是一种常见的症状，据报道，77%的患者出现了这种症状。病毒性肺炎患者在接受高压氧治疗后疲劳显著改善。

病毒性肺炎患者的疲劳与慢性疲劳综合征有许多重叠之处。慢性疲劳综合征和病毒性肺炎患者的共同症状包括疲劳、疼痛、神经认知／精神症状、日常活动减少和运动后不适。研究证实，高压氧治疗慢性疲劳综合征在降低症状严重程度和提高生活质量方面有效。

3. 高压氧改善肌肉关节疼痛

肌肉和关节疼痛是病毒感染后的常见症状之一，类似于其他中枢敏化综合征，如纤维肌痛。临床研究表明，高压氧治疗可以改善纤维肌痛患者的疼痛和生活质量。研究发现，这些区域在高压氧治疗后显示出更高的血流灌注，对疼痛有较好的缓解作用。

第六节　氧气疗法在肌肉骨骼系统的应用

氧气疗法作为临床上应用最为广泛的呼吸疗法，利用氧气的物理、化学、生物及生理作用，广泛用于各种疾病的治疗与抢救。具有氧浓度敏感性的缺氧诱导因子 -1α（HIF-1α）是一种重要的转录因子，能够调控血管内皮生因子（vascular endothelial growth factor，VEGF）、基质金属蛋白酶 -2（matrix metalloproteinase-2，MMP-2）、促红细胞生成素（erythropoietin，EPO）等众多下游靶基因的表达，参与低氧适应、血管生成、免疫应答、细胞凋亡等多种反应，与糖尿病、慢性阻塞肺病、肿瘤、口腔疾病等有密切相关性。HIF-1α 在骨髓间充质干细胞分化中的作用及修复颅骨缺损方面有相关报道。吸氧可能通过调控 HIF-1α 表达水平进而调控与 VEGF、MMP-2、EPO 等下游靶基因相关的骨代谢信号途径，影响成骨作用、成血管作用和调控睡眠质量等多个方面，达到预防骨质疏松的目的。探索良好防治骨质疏松临床吸氧模式并用于指导长程家庭氧疗预防骨质疏松是未来骨质疏松防治的重点研究方向之一。

低氧/HIF-1α 通路对成骨细胞与破骨细胞间耦联的调控作用，在骨代谢平衡中起着非常重要的调控作用。HIF-1α 通过增强破骨细胞糖酵解产酸加速骨吸收，影响骨代谢。HIF-1α 和 VEGF 高原低氧环境下在骨髓和心脏中的表达变化有着重要的生理适应作用。有研究指出，HIF-1α 对骨形态发生蛋白 2（bone morphogenetic protein 2，BMP2）诱导干细胞成软骨、成骨分化产生的影响调控骨代谢。有研究报道了低氧处理对大鼠骨髓间充质干细胞增殖、凋亡和坏死的影响，发现 HIF-1α 在骨髓间充质干细胞的增殖分化功能调控中起着重要的作用。

参考文献

[1] Laith KH, Brittney D, Aryan H, et al. Effects of COVID-19 on the Musculoskeletal System: Clinician's Guide. Orthopedic Research and Reviews [J]. 2021, 13: 141‑150.

[2] Nathaniel PD, Andrea J, Martin MS, et al. Musculoskeletal Consequences of COVID-19. J Bone Joint Surg Am [J]. 2020, 102: 1197‑1204.